中文翻译版

医 者 生 存
临床工作者心理韧性提升指南
The Resilient Clinician

第 2 版

主 编 〔美〕罗伯特·J. 威克斯（Robert J. Wicks）
　　　〔美〕玛丽·贝丝·沃德尔（Mary Beth Werdel）

主 译 刘寰忠　汤宜朗（Yilang Tang）　蒋 锋

科 学 出 版 社

北 京

图字：01-2024-5601 号

内 容 简 介

本书介绍了临床工作者感知急性和慢性继发性压力、强化自我关怀、身心自我调整、使用正念和积极心理学自我减压的重要意义及具体实践方法，探究了远程心理健康时代和公共卫生体系对临床工作和心理韧性的影响，讨论了临床工作者应如何正确对待替代性创伤后成长，可帮助临床工作者管理压力、降低职业倦怠、提高心理韧性，进而体会临床工作的乐趣并收获有意义的人生。

本书附心理学相关问卷，实用性强，可供医生、护士、治疗师等临床工作者，尤其是精神科医生阅读。

图书在版编目（CIP）数据

医者生存：临床工作者心理韧性提升指南：第 2 版 /（美）罗伯特·J. 威克斯（Robert J. Wicks），（美）玛丽·贝丝·沃德尔（Mary Beth Werdel）主编；刘寰忠，（美）汤宜朗（Yilang Tang），蒋锋主译 . -- 北京：科学出版社，2025. 3. -- ISBN 978-7-03-081372-5

Ⅰ. R192.3

中国国家版本馆 CIP 数据核字第 20251D3X00 号

责任编辑：张艺璇 杨小玲 / 责任校对：张小霞
责任印制：肖 兴 / 封面设计：吴朝洪

科 学 出 版 社 出版

北京东黄城根北街 16 号
邮政编码：100717
http://www.sciencep.com

天津市新科印刷有限公司印刷
科学出版社发行 各地新华书店经销

*

2025 年 3 月第 一 版 开本：880×1230 1/32
2025 年 3 月第一次印刷 印张：8
字数：190 000

定价：68.00 元
（如有印装质量问题，我社负责调换）

主 译 简 介

刘寰忠 医学博士，主任医师，博士生导师，现任安徽医科大学精神卫生与心理科学学院副院长、精神医学系主任，安徽医科大学附属巢湖医院副院长。

兼任教育部精神医学专业教学指导分委员会委员，国家"十三五"规划教材《儿童少年精神病学》副主编。先后获"合肥市第八批拔尖人才""安徽省第十二批学科带头人后备人选""中国精神医学杰出青年医生""安徽省卫健委首届杰出专业技术人才"等荣誉称号。现任《中国全科医学杂志》、《中华精神科杂志》、*Frontiers in Psychology*、*Frontiers in Psychiatry* 编委以及多个国际期刊审稿人。2018 年公派选拔赴德国马格德堡大学访问。先后在 *The Lancet Psychiatry*、*Asian Journal of Psychiatry* 等 SCI 期刊发表论文 150 余篇。

汤宜朗（Yilang Tang） 医学博士，美国执照精神科医师，美国埃默里大学医学院精神病学和行为科学副教授、成瘾精神病学高级培训项目主任。

主要从事精神科临床与教学工作。研究领域涉及药物使用障碍、临床精神药理学和精神病遗传学、医务工作者心理健康和职业倦怠等。兼任美国精神病学会及美国成瘾精神病学会会员。现任 *Asia-Pacific Psychiatry* 副主编、多个国际期刊编委会成员及 30 多个期刊审稿人。先后在国际期刊发表论文 280 多篇。主编、参编及翻译 20 多本教科书、专著和科普读物。

蒋　锋 医学博士，硕士生导师，上海交通大学健康长三角研究院院长助理，上海交通大学卫生政策研究所副所长，上海交通大学国际与公共事务学院副研究员。

兼任中国医药教育协会行为流行病教育工作委员会副主任委员，中国研究型医院学会医院品质管理分会常务副秘书长。

主要研究方向为卫生政策、健康治理。主持、参与国务院医改领导小组秘书处、国家社会科学基金、国家自然科学基金、科技部、中国工程院等机构委托课题共计 28 项。在国内外期刊发表论文 121 篇。出版专著 2 部、译著 3 部，参编书籍 9 部。

译者名单

主　译　刘寰忠　安徽医科大学附属巢湖医院

汤宜朗（Yilang Tang）　美国埃默里大学医学院

蒋　锋　上海交通大学健康长三角研究院

译　者（按姓氏汉语拼音排序）

耿　峰　安徽医科大学第二附属医院

谷景阳　安徽医科大学

顾梦阅　安徽医科大学

刘至纯　安徽医科大学

刘志伟　阜阳市第三人民医院

莫大明　合肥市第四人民医院

时玉东　安徽医科大学

陶　睿　安徽医科大学附属巢湖医院

田英汉　安徽医科大学

汪　松　安徽医科大学

吴晓东　皖南医学院第一附属医院

夏　磊　安徽医科大学附属巢湖医院

杨亚婷　惠州市第二人民医院

张　凯　安徽医科大学附属巢湖医院

张　玲　安徽医科大学附属巢湖医院

张　晴　安徽医科大学

张舒婧　美国埃默里大学

翻译秘书　刘乐伟　安徽医科大学

中 译 本 序

　　中文翻译版《医者生存——临床工作者心理韧性提升指南》将启发和赋能广大的中国临床工作者。这是一本及时、实用且富有价值的指南，旨在提高心理健康临床工作者的心理韧性。在这本精心打造且简明实用的书中，罗伯特·J.威克斯博士和玛丽·贝丝·沃德尔博士以两位资深心理治疗师的身份指出，越来越多的人因压力和痛苦而寻求心理健康服务，心理健康临床工作者在后疫情时代越来越容易出现同情疲劳、职业倦怠及急性和慢性继发性创伤应激。鉴于这一现实，作者强调，为了应对治疗过程中遇到的压力和创伤，临床工作者必须优先考虑自己的心理健康，采取措施预防、减轻继发性压力和职业倦怠的影响，并通过提高自我意识和正念，促进专业和个人成长。同时，作者坚信，只有首先自我关爱，临床工作者才能提供富有同情心的优质服务，并享受充实的人生。

　　作者独具匠心地将正念和基于同情心的方法与积极心理学的理念相融合，为临床工作者提供指导框架和具体实施步骤，以促进其心理成长和增强心理韧性；并帮助他们无论是在线上还是线下，都能以最佳状态帮助患者。作者强调，临床工作者需要持续地参与正念协调和自我察觉，认识急性和慢性继发性压力的警告信号，创建并定期使用自己的个性化自我关怀方案，并通过独处、静默和正念练习来自我赋能，进行定期的自我反思（如每日心理总结）。为了方便读者具体实施，该书提供了非常有用的附录，例如职业倦怠的原因、职业倦怠的主要体征和症状、处理日常职业倦怠的实用步骤，以及压力管理的基础知识。附录中还包括本人强烈推荐的两个问卷：临床工作者继发性压力自我意识问卷及个人问题反思指南。

该书的另一个优点是，作者认识到，在保护医务工作者免遭职业倦怠和培养他们的心理韧性方面，医疗保健系统及工作单位发挥着至关重要的作用。作者认为，在预防和应对职业倦怠方面，医疗保健系统及工作单位需要公正且富有同情心，同时还需要帮助临床工作者塑造自己的工作氛围，参与决策，并培养积极且富有成效的人际关系。作者进一步表示，只有当临床工作者把自我关怀与关爱患者同等对待，能够在慢性或急性压力后做出积极的心理调整，并置身于健康的医疗保健体系或单位时，他们才会最大限度享受其选择的职业荣光，并拥有充满意义的人生。

该书引人入胜、发人深省，以研究为基础，是新手和经验丰富的中国临床工作者及临床主管的必读之书。尤其值得一提的是，中文翻译版由心理健康专业人士团队翻译。该团队在医务人员的心理健康和职业倦怠风险方面拥有丰富的临床和研究经验，这确保了翻译作品适用于中国读者。处于不同职业阶段的心理健康临床工作者都可以从该书获益，并学习自我关怀、自我培养、自我赋能、接纳和关爱自己，从而能为患者提供最佳的咨询服务。书中讲述的一些故事和名言将启迪咨询师努力成为富有同情心、与患者感同身受的人，从而帮助那些在情感和人际交往中挣扎的患者。通过将丰富的自我关怀策略和自我反思练习融入日常实践中，读者可以保证自己在工作及个人生活中都充满活力、积极应对。临床督导人员应鼓励被督导者将该书作为手册，指导他们进行持续、真诚的自我反思和正念觉察，主动进行自我关怀，积极采取措施以防止继发性压力和职业倦怠，为自己规划一条有意义的道路，并在面对临床工作者固有挑战时重振旗鼓。在中国，一支富有心理韧性、能适应挑战性的环境并从逆境中复原的临床工作者队伍，将能够持续提供协作、富有同情心和优质的服务。这种服务的推广普及将使社会受益匪浅。

纳丁·J. 卡斯洛博士（Nadine J. Kaslow，PhD）

埃默里大学医学院精神病学和行为科学系　教授、副主任

美国心理学会　前任主席

Foreword

Chinese clinicians will be inspired and empowered by the 2nd edition of *The Resilient Clinician,* a timely, practical, and valuable guide for promoting resilience in mental health clinicians. In this thoughtfully crafted and reader friendly book, Drs. Robert J. Wicks and Mary Beth Werdel, two active therapists themselves, convincingly convey that mental health clinicians are increasingly vulnerable to compassion fatigue, burnout, and both acute and chronic secondary traumatic stress in the post-COVID era due to the growing number of highly stressed and distressed individuals presenting for mental health services. Given this reality, the authors build a compelling case for the importance of clinicians prioritizing their own well-being by taking precautionary action steps to prevent and mitigate the impact of secondary stress and burnout, being more self-aware and mindful, and growing both personally and professionally in response to the stresses and traumas they encounter including in the therapy context. The authors assert that it is only through taking good care of themselves that clinicians can provide compassionate and quality care and lead fulfilling lives.

The authors deftly integrate principles from mindfulness and compassion-based approaches with ideas from positive psychology as they provide a guiding framework and concrete steps for clinicians to take to promote their own psychological growth and resilience and optimally the foster the well-being of those who seek their services whether in-person or virtually. They highlight the necessity of mental health clinicians engaging in an ongoing process of mindful attunement and awareness; being cognizant of the warning signs of acute and chronic secondary stress; creating and using routinely their own personalized self-care protocol; replenishing themselves through solitude, silence, and mindfulness practice; and being self-reflective including through daily debriefings. To concretize and facilitate such efforts, they include very useful appendices related to the causes and key signs and symptoms of burnout, steps for dealing with daily burnout, and the basics of stress management. Also included in the appendix is a secondary stress self-awareness questionnaire for clinicians as well as an individual question reflection guide, both of which I highly recommend.

One of the other strengths of this book is the recognition of the critical role that systems and organizations play in protecting individual healthcare professionals from burnout and fostering their resilience. According to Wicks and Werdel, this involves systems and organizations being just, compassionate, intentional about preventing and combatting the impact of burnout. It also entails systems and organizations being dedicated to empowering people to craft their own work life, participate in decision-making, and cultivate positive and productive relationships. Wicks and Werdel go on to convey that when individual clinicians invest in their own self-care just as they prioritize the care that they provide others, make positive psychological changes in the aftermath of chronic or acute stress, and are embedded in healthy and non-toxic systems or organizations, they have the greatest chance of enjoying the honorable professional pathway they have chosen and leading a life of purpose.

This thought-provoking, engaging, and research-informed book is a must read for novice and seasoned Chinese clinicians alike as well as clinical supervisors. This is particularly true since the Chinese version was translated by a team of mental health professionals with extensive clinical and research experience related to healthcare professionals' well-being and risk for burnout, which ensures the relevance of the translated work to Chinese readers. Chinese speaking mental health clinicians across the professional lifespan can benefit from the sage guidance provided about caring for, nurturing, replenishing, accepting, and loving themselves so that they can provide optimal care. The anecdotes and quotes shared will enlighten them as they strive to be compassionate, empathically present, and helpful companions for those who are struggling emotionally and interpersonally. By incorporating the rich tapestry of self-care strategies and self-reflective exercises offered into their own daily practice, therapists can be vital both personally and professionally and engage meaningfully in their work and nonwork lives. Clinical supervisors in China should encourage their supervisees to use this book as manual to guide their efforts to engage in ongoing and honest self-reflection and mindful awareness, take care of themselves, take active steps to prevent secondary stress and burnout, chart a course for themselves that gives them a sense of meaning, and revitalize themselves when they are struggling to cope with the challenges inherent in being a psychotherapist. A workforce of resilient clinicians in China who can adapt to challenging circumstances and bounce back from adversity will be capable of providing collaborative, compassionate, and quality care consistently. The availability of such care more universally will benefit society greatly.

Nadine J. Kaslow, PhD, ABPP

Professor and Vice Chair, Emory University School of

Medicine Department of Psychiatry and Behavioral Sciences

Past President, American Psychological Association

前　言
创造新的内在心理空间：持续的正念和心理准备过程

人们或许会遗忘你说的话，但永远不会忘记你带给他们的感受。

——玛雅·安吉洛（Maya Angelou）

　　2021 年 8 月下旬，飓风"艾达"（当时还不是热带低气压）的残余力量抵达了纽约及周边地区。这场风暴给南部地区，尤其是路易斯安那州造成了巨大的破坏和损失。当它悄然席卷纽约时，相关的新闻报道并不多。然而，就在短短几小时内，近 7 英寸（1 英寸＝2.54 厘米）的降水迅速淹没了这一地区。由于降水量过大，土地吸收已经饱和，无法吸收更多的水分，尤其是那些低于海平面的地区。迅猛的暴雨导致大量积水涌入街道，地下室被淹没，甚至连公寓楼、独栋住宅及工作场所和礼拜场所的底层也未能幸免。庭院的家具、运动器材，甚至后院和车道上的汽车都被冲到了主干道上。在这场突如其来的暴风雨中，数百人失去了家园，近 50 人不幸丧生。

　　尽管周围一片混乱，但有一户人家幸免于难。房主向我们透露，早在"艾达"来临多年前，一场普通降雨就暴露了他们家的积水问题。对于这些问题，他们并没有忽视，而是给予了充分的重视。他们并非过度紧张，而是拥有开阔的视野和细致的考量，能够从更宏观的角度审视问题，懂得在关键时刻放眼全局，因此他们邀请了多位专家对房屋进行了全面评估。许多专家建议安装抽水泵，这是解决地下室积水问题的常见方案。然而，这个家庭不仅安装了抽水泵，还额外安装了多个法式排水沟，尽管更加昂贵和烦琐，却能有效地将积水从房屋引导排出。他们这样做是因为他们认为，尽管大规模洪水发生的可能性不大，但是仍需要未雨绸缪。其思考方式是"我们如何最有效地加固房屋，以便在大风暴来临时，水能绕过房屋流走"，而不是"仅仅解决地下室的小水患"。这是一个明智的决策。他们所在小区的其他房屋都遭受了严重的水灾。由于水位过高，能源公司为了降低触电风险，提前切断了电源。这意味着许多家庭唯一的防御手段——抽水泵，在最需要的时候无法发挥作用。

这家人心系邻里，主动伸出援手。他们从自己家中拉出延长线，为外置抽水泵供电，帮助邻居们排出家中积水。这个在风暴中幸免于难的家庭，并非街区上最富裕的，事实上，它是最为简朴的住所之一。在灾难面前，银行存款远远比不上事前的明智决策和积极行动。正如中国哲学家孔子所言"人无远虑，必有近忧"。同样，《圣经·箴言》（Proverbs）中也提到"智慧的价值胜过红宝石，任何珍宝都无法与之比拟"。

对于想要提升心理韧性的临床工作者来说，房主和暴风雨的故事提供了一个重要的启示。很多人都希望在压力和危机来临时能够出现并提供帮助，这种愿望驱使他们投身于助人行业，尤其是心理健康领域。这个领域需要那些具有洞察力、智慧和活力的临床工作者。因为我们无法给予他人自己所不具备的东西，所以当临床工作者在关键时刻察觉到需求却无法提供帮助时，可能会对他们自身造成更大的心理伤害。也就是说，如果临床工作者自己家中停电，地下室也被洪水侵袭，那么他们为来访者提供帮助的能力将会受到严重限制。

心理韧性无疑是一个永恒的话题。然而，在过去15年中，临床工作者的执业环境已经发生了显著变化。世界已经变得不同，人们正在经历更严重的风暴，这风暴不仅是比喻意义上的，也是现实生活中的。气候变化已经并将持续加剧自然灾害和技术灾难的强度和严重性。新冠疫情揭示了心理健康领域和身体健康领域中存在的不平等现象，并给最脆弱的群体（儿童群体）带来了更大的压力。研究表明，在过去两年里，儿童及其父母的心理健康水平大幅下降。同样不出所料，自疫情暴发以来，婚姻冲突加剧、离婚率上升，酒精和药物成瘾问题也在增加，因为许多人试图用有害物质来寻求安慰，而不是采取自我关怀的方式。许多职业（如医疗和教育领域）的工作者，多年来一直承受着周期性的压力和创伤，而疫情的最终结局对当时的他们来说也是未知的。此外，种族和性别方面的不公平和歧视问题依然根深蒂固，而制度层面上的改革进展缓慢，布里安娜·泰勒（Brianna Taylor）和乔治·弗洛伊德（George Floyd）的谋杀案就是例证。心理咨询师和来访者现在用新的术语来理解他们的经历，如"微观侵害"和"宏观侵害"，这些术语可能有助于理解歧视经历，但对于改变不公平的制度体系却显得力不从心。这种压力既是慢性的，也可以是急性的，对某些人来说，甚至是创伤性的。

　　新的现实表明，很多心力交瘁的来访者可能会遇到同样筋疲力尽的临床工作者，而这种相遇可能会引发一场伦理灾难。现在，我们或许比以往任何时候都更迫切需要那些始终保持活力、不被困境击败的临床工作者。我们需要的是那些不只关注眼前的小问题，更着眼于解决深层次问题的临床工作者。在性别、种族、新冠疫情及远程医疗的新背景下，这种需求变得尤为迫切。所谓的创伤后成长，是指在经历压力和创伤后，有些人不仅能够生存下来，还能茁壮成长，在生活中找到新的意义和目标，对自己和他人有更深刻的认识。这为临床工作者提供了一个独特且宝贵的视角来探讨意义构建、成长和自我关怀等主题。关于创伤后成长的文献表明，在新的、压力更大的工作环境中，临床工作者可能会产生新的、持久的智慧和希望。

我们致力于在治疗过程中为他人营造一个疗愈的空间，但很显然并非每次都能成功。这种特殊的疗愈氛围不仅仅局限于咨询室或行为科学领域。尽管描述它的词汇各异，但这种独特的疗愈感受是所有从事助人和治疗行业的专业人士都必须能够传递给他人的，只有这样他们才能看到改变的可能性。

例如，有一次诺贝尔和平奖得主、南非大主教德斯蒙德·图图（Desmond Tutu）在纽约的圣公会总会神学院发表演讲时，坐在听众席上的一名学生轻轻靠近坐在他旁边的院长，并低声说："德斯蒙德·图图是一位圣人。"院长问道："你是怎么知道的？"学生立刻回答说："我之所以知道德斯蒙德·图图是圣人，是因为每当我和他在一起时，我内心就充满了圣洁感。"

上述经历向所有从事助人或治疗行业的工作者提出了两个具有挑战性的问题。第一个问题是：当人们与我们相处时会有什么体验？他们是否感受到身处于一个充满尊重的环境，在这里他们可以卸下自己的重担、愤怒、疑问、心理投射、压力、焦虑和好奇？或者，他们是否感受到了我们的倦怠，我们对永远保持正确或掌控一切的执着，甚至我们希望被视为睿智、有魅力、机智或乐于助人的内在渴求？当人们和我们相处时内心会有何感受？这是一个重要的问题，为了自己和服务对象，我们必须在咨询过程中和咨询间隙进行深刻的反思。

正如心理学家、冥想师和作家杰克·康菲尔德（Jack Kornfield）所认识到的那样，

> 对"空"的理解具有传染性：我们似乎可以相互传染。当一个悲伤或愤怒的人走进房间时，我们往往也会被带入那种悲伤或愤怒的情绪中。因此，一个内心空灵、开放、清醒的老师会对他人产生强大的影响，尤其是那些已经准备好接受影响的人，这并不令人惊讶。（2000，p.79）

治疗师杰弗里·科特勒（Jeffrey Kottler）在其经典著作《心理治疗师之路》（*On Being a Therapist*）中提出了一个类似的观点：

> 改变的首要因素是治疗师的存在——其兴奋、热情和人格力量……治疗师以清晰、开放和平静的态度进入这段治疗关系，并做好充分准备去理解和抚慰一个承受痛苦的灵魂。而来访者则怀揣着对老师、心灵导师、医生、朋友或巫师的种种期待来到这里。（2022，p. 3）

遵循这一理念，布拉泽（Brazier）在其引人入胜的著作《禅宗疗法》（*Zen Therapy*）中也指出：

> 治疗中的安全空间取决于治疗师内心的平静……这份平静会逐渐削弱心灵的条件反射。正是这些条件反射让我们变得强迫，那些生活被"我不可能……""我绝不能……""我总是必须……"等限制性观念所支配的人，实际上是不自由的，他们的内心会感到压抑和束缚。（1954/2022，p. 54）

这就引出了第二个紧密相关的问题，即我们是否能够像对待向我们寻求帮助的来访者或患者一样，给予自己同等的关怀和体谅？

换句话说，我们对自己的认知（例如感知、思考和理解的方式）、情感和行为是否也怀有深深的尊重和好奇心？我们能否像对待来访者那样，清晰且充满善意地看待自己？进一步说，我们能否诚实地面对自己、关爱自己，从而不断地探索如何成为一个有效的助人者，并全心全意地享受生活？

关于这些问题的探讨对临床工作者本身及向他们寻求帮助的人都具有深刻意义。对于从事治疗和助人行业的专业人士来说，这是增强自我意识和自我关怀的强大推动力。正如科特勒（Kottler）所言：

> 心理治疗的实践让我们能够体验一种独特的生活方式，其中个人角色和职业角色相辅相成……我们所有的个人经历、旅行、学习、对话、阅读及对生活中喜怒哀乐的深刻感悟，共同构成了治疗工作的坚实基石……选择致力于提升他人的心理健康，实际上也是选择了在这个过程中提升和完善自我。（2022，p. 28）

本书的结构布局

基于上述两个问题，本书的核心主题聚焦于临床工作者如何通过自我关爱和自我认识，持续地为他人营造所需的"空间"。这些紧密相连的目标将通过探索以下这些潜在的方法来实现：

- 识别和审查否认①的危险；
- 意识到急性和慢性继发性压力带来的持续挑战；
- 提高自我关怀方案的质量；
- 让临床工作者意识到正念和冥想在治疗师、心理咨询师和社会工作者日常工作中的地位；
- 在积极心理学和禅宗疗法/现代佛教心理学最新研究成果的启发下，提高作为临床工作者应具备的认知，同时激发我们对于个人和专业新领域的兴趣，而不是增加压力；
- 进一步了解诱发和预防职业倦怠的机制；
- 了解替代性创伤后成长的可能性；
- 在这样一个充满挑战的时代，体会作为一名临床工作者的快乐、

---

① 否认，心理学术语，指个体拒绝或不承认不能接受的想法、行为或事实的一种心理防御机制。

崇高和荣耀。

第二版更新了原有章节，增加了三个与当前现实紧密相关的新主题。为此，本版在关键部分对原有内容进行了修订，纳入了关于压力、职业倦怠、正念、意义构建和心理韧性的最新研究成果。

在第五章"远程心理健康时代的心理韧性"中，我们将深入探讨远程医疗的新趋势及其对临床工作者的福祉和新视角所带来的机遇与挑战。鉴于许多临床工作者一直在使用个人空间如卧室、衣帽间和盥洗室等接待来访者，我们将探讨有关远程医疗的最新文献，分析其对工作和生活界限的影响，以及它所带来的风险和益处，并探讨在数字化的远程医疗环境中提升心理韧性的有效策略。

第六章"大视角看心理韧性：如何创造公正且富有同情心的卫生体系"探讨了个体层面之外的心理韧性和职业倦怠。在个体层面，我们发现，那些在专业领域中持续学习、探索并保持一种好奇心和开放心态的人，更有可能积累智慧；相反，那些满足现状、心态封闭的人往往更容易陷入职业倦怠。然而，有时即使个人做出了最佳选择，他们所处的生活和工作环境也可能会让他们背道而驰。在缺乏同情心的环境中，个人的热情可能会转变为倦怠的导火索。因此，我们急需开发一系列工具来识别、管理和消除那些抑制临床工作者热情的系统性障碍，以便更有效地支持来访者的心理需求。

第三处新增内容，即第七章"从心力交瘁走向成熟睿智：创伤后的成长与意义"，探讨了在压力和创伤背景下，个体如何通过创伤后成长和意义构建踏上智慧之路。本章汇集了有关创伤后成长的最新研究，特别强调了自我更新的重要性及在临床工作者中得到验证的替代性创伤后成长的概念。

为了使读者在阅读本书众多主题时体验更加流畅，我们将原本散布于正文中的条目式资料集中到了书末的附录部分。此外，考虑到临床工作者通常日程繁忙，本书还特别提供了参考文献和推荐书目，读者可根据兴趣选择进一步深入研究和阅读。

本书的主旨在于介绍并着重强调那些能够帮助临床工作者在当今充满挑战的环境中恢复活力的领域。令人惊叹的是，仅需微小的努力就能使情绪向积极的方向转变。有时，行为上的细微调整就能引领我们向更健康的心态迈出积极的一步，这比努力克服消极思维更有效。

《医者生存——临床工作者心理韧性提升指南》旨在让临床工作者在阅读过程中，开始深入思考如何应对继发性压力，并探索如何以一种积极、充满希望且切实可行的方法提高生活质量。作为临床工作者，我们始终面临的问题是：在生活中，我需要做些什么，才能在从事这一崇高职业的同时，获得最极致的职业满足感并体验到更有意义的个人生活？

阅读和审阅本书各章和附录旨在激励我们采取行动，解决这个问题。在最基本的层面上，不投入这么多的精力是不现实的。鉴于临床工作者所从事的工作具有独特性，拒绝应用简单的原则来限制继发性压力、强化个人自我关怀方案、增强正念意识及将积极心理学融入日常生活，不仅对我们自身，也对我们所服务的患者构成潜在的风险。然而，尽管听起来可能有些出人意料，许多人有时还是会选择回避。正如科特勒（Kottler）和海兹勒（Hazler）（1997）所指出的，我们经常用各种合理化的借口来回避挑战。我们每个人或许都曾听过或说过以下类似的话：

- "这段时间会过去的，我只是目前比较忙。"
- "作为一名经验丰富的临床工作者，我懂得如何将个人生活中的压力与工作划清界限。"
- "我的同事和来访者都没有向我抱怨过我的临床工作不完美。"
- "我是一名技艺高超的临床工作者，所以我可以独立解决这些问题，无须他人的任何帮助。"

否认（情感需求/继发性压力）

如果有一句谚语能够恰当地描述人们对心理治疗师、咨询师和社会工作者所提出的种种明示和暗示的要求，那一定是这句："快睡，我们需要枕头!"不仅如此，除了要面对不切实际的期望，心理健康和社会工作领域的专业人员现在还面临着极高的风险。他们极有可能出现心理问题，如情绪钝化或极端情绪化。作为一种生存机制，许多人都会否认个人的情感需求。然而，如果临床工作者遵循隐含的自我保护原则，不允许自己体验过多的情感、同情或悲伤，那么他们就可能在这个过程中完全封闭自己，失去快乐和同理心，而快乐和同理心正是临床工作者茁壮成长并真正治愈他人的必要条件。

波普（Pope）和巴斯克斯（Vasquez）在《作为治疗师如何生存并蓬勃发展》（*How to Survive and Thrive as a Therapist*）一书中指出，如果临床工作者忽视压力和自我关怀，可能会导致一系列潜在的负面后果，包括：

> 不尊重工作：当治疗师因为缺乏自我关怀而感到疲惫和沮丧时，他们可能会开始轻视、嘲笑自己或过度自我批评；犯更多错误：监督、承认错误、承担责任，以及尝试处理错误的后果是我们的基本职责之一，然而，自我忽视可能会导致处理工作的能力下降，如自己在同一时间安排了两个来访者、忘记赴约、叫错来访者的名字、遗失来访者的病历，或者把自己锁在办公室外面；缺乏活力：治疗师可能每天醒来时就感到疲惫，在治疗过程中努力保持清醒和警觉，思考如何才能熬过剩下的工作日；利用工作来逃避不快乐、痛苦和不满：越来越多的来访者、项目和责任接踵而至，几乎没有空闲时间来反思生活、在工作之外独处，或意识到自己是多么空虚、沮丧或痛苦；丧失兴趣：不再感到对工作的热忱及失去与来访者的联系，缺乏自我关怀会导致缺乏关爱。（2005，pp. 14-15）

有时，专业人士也可能会感到极度沮丧，以至于他们往往忽视了在心理健康和社会工作领域中——考虑到文化背景和个人资源——实际上存在一些实用的方法可以帮助他们应对来自体系、环境和个人层面的压力。然而，遗憾的是，他们通常只是盲目地继续前进，这种做法对自己和来访者都可能造成伤害。当然，临床工作者的时间是非常宝贵的。因此，他们需要明确自己的工作重点，并确保以最有效的方式完成工作。

医疗和护理行业的从业人员深知，"每一个明显中毒的工人背后还有很多亚临床中毒的工人"（Scott & Hawk，1986，p. ix）。将这个比喻应用到继发性压力的问题上，临床工作者也需要意识到，在每一起严重心理障碍的案例背后，都有许多专业护理人员开始显现出慢性或急性继发性压力的迹象，而他们可能很久之后才会意识到这一点。因此，临床实践中的正确做法不仅是积极应对心理健康和社会工作中涉及的危险，还要探究这些危险的根源，这有助于我们更深入地理解并应对这些问题。

对临床工作者来说，最隐蔽的危险就是否认。然而，幸运的是，只要我们正视下面这一点，这个危险因素就会自动消退：

> 在心理咨询、心理学和社会工作领域，继发性压力的种子和真正热情投入的种子其实是同一粒种子。

问题的关键并不在于压力是否会出现，是否会对临床工作者造成伤害。相反，真正的问题在于专业人士在多大程度上采取了必要的行动，来识别和应对压力并从这些压力中汲取教训，进而持续甚至深化他们作为助人者和治疗者的角色，同时丰富他们的个人生活。

不仅在临床工作中，在那些需要助力他人的个人生活中，压力也是如此之大。无论是面对艰难的婚姻、抚养青少年、身体疾病、需承受的经济压力还是面对亲人的离世，有时压力似乎无穷无尽。更让人沮丧的是，解决方案往往不切实际。在大多数为心理咨询师、社会工作者和心理治疗师开设的继续教育课程（CEU）中，都会提供压力管理课程。然而，当讨论到护理人员必须面对的问题时，参加者的普遍反应往往是"这些我都知道，但又能如何？这是临床工作者的职责所在"。接着，当提出一系列减压建议时，人们往往会觉得这些建议不切实际，"如果我真的有时间和精力，这些建议当然很好，但是在实际繁忙的日程中，这些几乎不可能实现"。在某种程度上，这种想法确实有一定道理。然而坦白说，谁又能有时间去做这些研讨会建议的一半内容呢？（事实上，仅仅是思考如何完成其中一些耗时耗力的减压步骤，就已经让人感到压力很大了！）

　　然而，否认继发性压力的潜在危险，并且以不切实际为由拒绝合理的自我认知和自我关怀，是我们应当坚决避免的态度。在辨别了合理与不切实际的自我关怀方法之后，本书的立场就与上面提出的问题大相径庭。我们探讨的不再是"谁真的有时间遵循这一长串的建议"，而是"谁会不愿意花时间去思考自我认知、自我关怀和继发性压力的核心议题"。

　　很多能够开启新视野并坚持自我关怀的实践方法其实并不复杂，但是由于临床工作者根深蒂固的习惯和繁重的工作量，这些方法并不容易被立即执行。然而，只要读者能够阅读本书中关于继发性压力、自我关怀、正念和积极心理学的精炼篇章，并用开放的心态去探索新的可能性，勇敢地迈出改变的第一步，就能逐渐克服这些障碍。事实上，这既不是无法实现的，也不是不切实际的。而且，对新观点持开放态度并朝着更健康的方向迈出第一步，不正是我们对来访者的期待吗？那么，我们为什么不能对自己抱有同样的期待呢？

致　　谢

在筹备这本书第一版的过程中，我得到了众多领域内外人士的帮助和支持。尤其是那些对我的工作充满信心并慷慨提供帮助的朋友们，正是他们的支持，使我能够投入更多的时间和精力深入研究，并将这些研究成果集结成书，与广大读者分享。在此，我要向玛丽·凯瑟琳·邦廷（Mary Catherine Bunting）女士致以最诚挚的谢意，感谢她的慷慨解囊；同时，也要向朱迪丝·尼达姆（Judith Needham）女士表示衷心的感谢，感谢她提供的宝贵建议。

我所在的工作单位也给了我极大的支持。在编写《医者生存——临床工作者心理韧性提升指南》第一版的过程中，我当时的系主任约瑟夫·恰罗基（Joseph Ciarrocchi）及阿曼达·托马斯（Amanda Thomas）院长和吉姆·巴克利（Jim Buckley）院长为我提供了全方位的帮助，使我能够为专业领域贡献出经过深入研究的学术成果。在此期间，我的研究生助理斯蒂芬妮·马里内利（Stephanie Marinelli）也发挥了重要作用，她协助我处理了文献检索和终稿审查等所有烦琐的细节，使我能够专注于书稿的核心创作。

出版社的专业指导也是决定书籍质量的关键因素。纽约的牛津大学出版社副社长/副出版人兼编辑总监琼·博塞特（Joan Bossert），正是那种能够助力学者将研究成果发挥到极致的编辑。她建议我在书中加入与临床工作者的自我认知过程有关的积极心理学内容，同时还积极地建议我加入经典的和最近出版的正念素材，这些显然都让这本书的内容变得更加丰富和完善。

　　在本书第二版的修订过程中，我的现任编辑，同时也是近期我与牛津大学出版社合作的所有作品的编辑达纳·布利斯（Dana Bliss），是一位善于鼓舞人心并充满创新精神的伙伴。他的洞察力和建议总是能够让我更加精准地聚焦主题、深化思考，并有效地传递信息，进而助力那些不遗余力创造更加美好的世界的临床工作者们，因为很多人需要他们的智慧和帮助。

　　在文稿的撰写和完善过程中，每位作者都既需要有人来激发灵感，又需要有人来帮助打磨和完善作品。我非常幸运，因为我的妻子迈克勒·巴里·威克斯（Michaele Barry Wicks）同时具备这两种能力。如果这本书的出版能够带来积极的影响，她无疑是最应得到赞誉的人。

——罗伯特·J. 威克斯（Robert J. Wicks）

　　在工作与生活之间，我努力保持着微妙的平衡。作为母亲、女儿、临床工作者、教授、朋友和同事，我深知要在这些角色间自如切换，离不开大家的理解和支持。正是因为有了身边的这些亲人和朋友，我才能有机会为这本书作出贡献。特别感谢鲍勃（Bob），是他邀请我参与这次修订工作；还有我的家人马修（Matthew）、威廉（William）、亚历克斯（Alex），尤其是彼得（Peter），他们不仅鼓励我在繁忙的日程中抽出时间写作，更让我深刻体会到文字在人们的生活中是多么重要和有力量。

——玛丽·贝丝·沃德尔（Mary Beth Werdel）

目　　录

中译本序 ⋯⋯⋯⋯⋯⋯⋯⋯⋯⋯⋯⋯⋯⋯⋯⋯⋯⋯⋯⋯⋯⋯⋯⋯⋯⋯⋯⋯⋯⋯⋯⋯ i

前言　创造新的内在心理空间：持续的正念和心理准备过程⋯⋯⋯⋯ vii

致谢 ⋯⋯⋯⋯⋯⋯⋯⋯⋯⋯⋯⋯⋯⋯⋯⋯⋯⋯⋯⋯⋯⋯⋯⋯⋯⋯⋯⋯⋯⋯⋯⋯ xix

第一章　感知危险：慢性和急性继发性压力 ⋯⋯⋯⋯⋯⋯⋯⋯⋯⋯⋯⋯ 1

第二章　增强心理韧性：强化自我关怀方案 ⋯⋯⋯⋯⋯⋯⋯⋯⋯⋯⋯⋯ 20

第三章　身心自我调整：独处、静默和正念 ⋯⋯⋯⋯⋯⋯⋯⋯⋯⋯⋯⋯ 50

第四章　日常自我检视：如何使用正念和积极心理学自我减压 ⋯⋯⋯ 84

第五章　远程心理健康时代的心理韧性 ⋯⋯⋯⋯⋯⋯⋯⋯⋯⋯⋯⋯⋯⋯ 118

第六章　大视角看心理韧性：如何创造公正且富有同情心的

　　　　卫生体系 ⋯⋯⋯⋯⋯⋯⋯⋯⋯⋯⋯⋯⋯⋯⋯⋯⋯⋯⋯⋯⋯⋯⋯⋯ 136

第七章　从心力交瘁走向成熟睿智：创伤后的成长与意义 ⋯⋯⋯⋯⋯ 154

附录 ⋯⋯⋯⋯⋯⋯⋯⋯⋯⋯⋯⋯⋯⋯⋯⋯⋯⋯⋯⋯⋯⋯⋯⋯⋯⋯⋯⋯⋯⋯⋯ 167

　　附录 A　职业倦怠的原因 ⋯⋯⋯⋯⋯⋯⋯⋯⋯⋯⋯⋯⋯⋯⋯⋯⋯⋯⋯ 167

　　附录 B　职业倦怠的主要体征和症状 ⋯⋯⋯⋯⋯⋯⋯⋯⋯⋯⋯⋯⋯ 168

　　附录 C　处理日常职业倦怠的实用步骤 ⋯⋯⋯⋯⋯⋯⋯⋯⋯⋯⋯⋯ 169

　　附录 D　压力管理的基础知识 ⋯⋯⋯⋯⋯⋯⋯⋯⋯⋯⋯⋯⋯⋯⋯⋯ 170

　　附录 E　临床工作者继发性压力自我意识问卷 ⋯⋯⋯⋯⋯⋯⋯⋯⋯ 173

　　附录 F　个人问题反思指南 ⋯⋯⋯⋯⋯⋯⋯⋯⋯⋯⋯⋯⋯⋯⋯⋯⋯ 180

参考文献 ……………………………………………………………… 191

推荐书目 ……………………………………………………………… 200

后记 临床工作者：高尚的职业，有意义的人生 ………………… 215

译后记锻造心理韧性 ……………………………………………… 224

第一章
感知危险：慢性和急性继发性压力

研究表明，倦怠一旦发生，便会导致一系列的治疗错误，并且很难恢复。因此，防止倦怠发生而不是等它发生后尝试补救，这一点很重要。

——玛莎·莱恩汉（Marsha Linehan），
边缘性精神障碍的认知行为治疗

不要相信那些试图安慰你的人。他们声称自己生活在一种简单而平静的言语世界中，似乎不受外界干扰。他们的话语看似无害，甚至可能偶尔为你带来一些慰藉。然而，这种安慰往往是表面化的。事实上，他们的生活也有很多困难和悲伤，甚至远不如你。否则他们永远无法找到（可以安慰你的）话。

——赖内·马利亚·里尔克（Rainer Maria Rilke），
《给青年诗人的信》（*Letters to a Young Poet*）

平静的大海造就不了熟练的水手。

——非洲谚语

无法回避这样一个现实：作为临床工作者，我们有着真实且持续的压力。在许多情况下，压力源不可能消除，因为这是临床工作者这一角色所固有的。临床工作者的使命就是在充满冲突、不确定性、不踏实感和不稳定的时刻服务群众。人们不会在充满力量、自信、平静和目标明确的时候给我们打电话，让我们知道他们做得有多棒，感觉生活有多舒适，他们能够多么轻松地应对压力。当然，我们的许多来访者都会达到这种状态，但也有一些来访者在我们的关怀下始终未能找到自己的归宿。临床工作就是要应对慢性和急性的压力，而且并不总能看到努力的全部成果。此外，我们所处的"后疫情"时代也给我们带来了更大的压力、焦虑和不确定性，包括我们自己的世界、来访者的生活及我们的生活。当人们意识到自己的压力和焦虑程度增加时，他们会求助于临床工作者，以寻求内心的平静和对待事物的其他视角。有道德的临床工作者必须扪心自问"此时此刻，我需要付出多少？"

应对临床工作中的固有压力，是做好工作和保持身心健康的关键。当然，临床工作者可以选择多种方式来应对慢性和急性继发性压力，尤其是在当今精神卫生领域环境下。一方面，忽视必须面对的问题或只是一味地迎难而上，可能会给个人和职业生涯带来灾难性的后果。简而言之，忽视压力管理是不道德的行为。另一方面，知识和成熟度可以帮助我们从心理上应对那些不可避免的压力，使我们能够充分利用作为医务工作者的一切资源。有压力本身并不是一个道德问题，但作为一名专业人士，我们是否及如何应对压力和潜在的倦怠，很可能涉及职业道德。如果我们要承担这样的任务，就必须对慢性和急性继发性压力的本质有一个基本的认识。

慢性继发性压力

小说《露西·本丁奇案》（*The Case of Lucy Bending*）中精神科医生关于职业风险的感慨，对于现实生活中的所有临床工作者来说，都是不争的事实：

> 大多数外行人都认为精神科医生会在他人问题的重压下崩溃。然而，西奥多·莱文（Theodore Levin）医生持有另一种观点。他担心精神科医生的内在活力会逐渐流失。它被耗费在同情、理解及治疗和帮助他人创造完整生活的执着需求上。他们总是从外部观察他人的生活，始终扮演着旁观者的角色。然后有一天，他们可能突然醒来，发现自己已经空虚枯竭。（Sanders，1982，p. 42）

问题在于，对于许多从事临床工作的人来说，职业倦怠的原因往往是隐蔽且不易察觉的，以至于在造成巨大伤害之前我们都没注意到它们。它们缓慢地积累，有时几乎悄无声息。传播理论家马歇尔·麦克卢汉（Marshall McLuhan）曾提出这样一个问题：如果浴缸的温度每十分钟上升一度，洗澡者怎么知道什么时候该尖叫呢？（McLuhan，出处不明）。如今，私人执业的需求、诉讼的威胁、财务需求、不规范的心理机构/临床环境、全球暴力行为和患者创伤发生率的增加、系统性和压迫性的制度、后疫情工作世界的现实、气候灾难，以及普遍增加的焦虑和愤怒，这些只是临床工作者必须承受压力中的一小部分。长期的压力可能会削弱我们的能力，使我们无法随时获取和提供我们所熟知的对来访者非常有帮助的东西，即同理心和情感支持（Vivolo，Owen，& Frazer，2022）。

在杰弗里·科特勒（2022）的整个职业生涯中，也许没有人能够比他更雄辩、更令人信服地论述临床工作者所面对的挑战和收获的乐趣。例如，在他的经典著作《心理治疗师之路》（*On Being a Therapist*）中，他提出了一些较为中肯的观点：

接受任何一个来访者，都意味着要对他做出巨大的承诺，这种承诺可能持续数年甚至一生。其中会有特别亲密的时刻，也会有非常艰难的时刻。来访者有时会崇拜你，有时会蔑视你，有时会辱骂你，有时会玩弄你，有时会想要吞噬你。在这一切之中，无论你自己的生活发生了什么——疾病、生老病死、喜悦、失望——你都必须陪伴在来访者身边，随时候命。（p. 8）

当来访者突然结束治疗时，我们不要假装没有受到伤害。很显然，我们可以编造一些诸如"原始防御"或"抗拒"的借口，甚至我们自己也会相信这些借口，也许转介人也会买账，但内心深处有一个微弱的声音在说"你搞砸了"。如果这种情况发生在一周内，而在这一周内我们又有太多的预约被取消，那么我们就会陷入严重的自我怀疑之中。（p. 11）

我们这个职业的主要危险是自恋地相信自己与众不同。在工作中，我们每天花费八小时指挥互动、提问、控制、对抗、培养，甚至在适当的时候进行总结。然而，当我们发现自己在家里或与朋友在一起，也像其他人一样渴望被倾听时，我们的内心世界可能会突然受到冲击。（p. 17）

鉴于以上几点及无数其他因素，加之所有临床工作者有时都会陷入负面的自我怀疑，我们有必要对慢性继发性压力（如职业倦怠、同情疲劳）进行更深入地了解；只有这样，我们才能在临床工作中进行自我理解和自我关怀。因此，考虑到最近积极心理学在提高临床工作者心理韧性方面的贡献，在重点讨论自我关怀方案的制定、将正念技巧纳入日常工作的潜在益处及研究自我意识的过程之前，对职业倦怠和急性继发性压力[或替代性创伤后应激障碍（PTSD）]进行快速总结是有益的。

职业倦怠的定义和原因

心理学家赫伯特·J. 弗洛伊登伯格（Herbert J. Freudenberger）在1974年发表的学术期刊文章《员工倦怠》（*Staff Burn-Out*）中首次提出了"职业倦怠"一词，该文章对纽约市圣马克免费诊所志愿者的压力反应进行了研究。弗洛伊登伯格敏锐地认识到，职业倦怠是一种独特的现象，其特征是精力、生产力和工作成就逐渐耗尽。然而，弗洛伊登伯格提出的这一独特的职业倦怠概念的必要性因其实用性而受到质疑。反对职业倦怠的观点认为，职业倦怠指标在抑郁症和焦虑症的临床表现中得到了更好的解释。虽然医疗保健专业人员在压力反应中的表现和症状是无可争议的，但对职业倦怠持怀疑态度的人认为，创造一个术语并制定预防或减轻职业倦怠的干预措施，是在不必要地混淆问题。当然，过去40年来大量的研究已经帮助该领域正确理解了职业倦怠这一独特而重要的概念。毋庸置疑，职业倦怠可能会导致焦虑、抑郁和创伤症状，但它是一种独特的概念，如果临床工作者在慢性职业倦怠成为现实之前采取预防措施，就不一定会导致消极的心理健康。

如今，职业倦怠被视为对个人福祉的一个重大威胁，尤其是在服务相关领域。美国心理学会将其定义为：

> 身体、情感或精神疲惫，伴随动力减退、工作表现下降及对自己和他人的消极态度。它源于高强度的工作，特别是那些涉及极端和长时间的体力/脑力消耗或过重负担的工作，直到使个体感受压力和紧张，最终产生不良影响。

对职业倦怠的持续研究，无形中承认了它对从事治疗和助人行业的工作者来说是"合理"的。职业倦怠领域的先驱克里斯蒂安·马斯拉赫（Christian Maslach）和她的同事苏珊·杰克逊（Susan Jackson）将职业倦怠视为一种"综合征"，并开发了被广泛认可的职业倦怠量表，即针对人类服务工作者的马斯拉赫职业倦怠量表（Maslach & Jackson，1981）。该量表将职业倦怠概念化三种特征，并对其进行测量。

- 情绪耗竭：指因工作而情绪透支、精疲力竭的感觉。
- 去个性化：指对自己的服务、护理治疗或指导的接受者毫无感情和人情味。
- 个人成就感降低：指工作能力和个人成就感下降。

临床工作者在感到精疲力竭时，可能会采取防御机制，减少对来访者的同情和支持，以此来维持自己的情感能力。这反过来又会对他们护理的对象产生负面影响（Vivolo et al.，2022）。研究表明，导致临床工作者职业倦怠的因素有很多，包括：

- 缺乏工作主导权；
- 临床工作的性质和强度；
- 临床工作者的反移情反应；
- 缺乏监督支持；
- 临床工作者的心理健康史。（Yang & Hayes，2020）

鉴于此，寻找有效的应对策略来提高工作效率，平衡个人日程中不同类型的临床病例的数量，在工作中获得积极且持续的支持，寻求个人心理咨询及与所治疗的来访者群体建立情感距离，这些都可能有助于最大限度降低慢性职业倦怠的风险。

多年来，对职业倦怠这一主题的持续关注和研究，为我们提供了一种综合的方式来审视临床工作者在工作中所承受的情绪压力。新的研究成果也为我们提供了预防职业倦怠和对医护人员进行干预的系统方法，但前提是临床工作者及其工作系统允许这些成果变成行动。这在实践中是非常具有挑战性的，这一点可以从以下事实中得到证明：尽管研究人员不断地寻找尽量减少职业倦怠的方法，但医务工作者出现职业倦怠的比例却在持续上升。研究是重要的第一步，但是仅靠研究还不足以预防职业倦怠。临床工作者及其工作系统必须采取明确的措施。

临床工作者必须认识到，在某种程度上，每一个治疗专业人员都有可能经历职业倦怠。但遗憾的是，许多临床工作者往往把对自己的关照放在对他人的关照之后，而不是将其当作工作的一部分。在美国的医疗机构中，通常只有当专业人员的能力严重受损，以至于州委员会要求他们寻求帮助时，才会系统地鼓励以休假的形式暂停接触患者工作。此外，许多临床工作者很难在问题还没有达到危机程度时就承认自己遇到了困难，即使到了危机程度，有些人仍然否认存在问题。熟练的医务工作者并不总是能够很好地照顾自己。

尽管慢性继发性压力和职业倦怠的话题既不新鲜也不新奇，但不幸的是，职业倦怠的危险仍然存在，并严重威胁着心理健康和其他社会工作领域专业人员的心理健康，进而威胁着他们的服务对象。因此，提高对疲劳或职业倦怠的表现形式、原因和特征描述的认识，并致力于自我改变势在必行。我们经常听到心理咨询师、社会工作者和心理治疗师发表以下言论，但是我们通常只是将其视为临床和社会工作"领域"的一部分（尤其是在令人不愉快的机构环境中），而不认为是需要做出反应和进一步警惕的症状：

- 愤世嫉俗："我只是把它当成一份工作。治疗师已经今非昔比。一切都不会改变。人们依然会问我一些琐碎的问题，让我背上沉重的包袱。"
- 工作狂："即使周末不工作，我也要不断查看电子邮件和电话邮件。我和丈夫需要赚取买房的首付款，所以我必须上更多的班。"
- 与世隔绝："我真的不觉得自己是单位里的一员。尽管其他同事都是很好的人，但我觉得自己与他们很不一样，仿佛被隔离了。我从不和他们讨论我的工作或个人生活。"

- 厌倦："我厌倦了每天做同样的事情。当我不忙得不可开交时，我就会无聊到流泪。如果不是在这个领域已经投入了太多，我早就辞职不干了。我等不及下班了。"
- 耗尽："我觉得我花的时间越来越长，做的事情却越来越少。我不再像过去那样对工作充满热情。在开始工作之前我就已经很累了。我不害怕上班，但我确实已经到了那还没有开始工作就已经满脑子都是工作的地步了。"
- 冲突："现在似乎所有事情都让我心烦意乱。我和患者吵架，对其他同事易怒。在家里，我也不愉快。我也不喜欢和患者家属打交道，觉得他们对我的要求太多了。"
- 傲慢："我希望我不必和如此无能的同事打交道。另外，我希望患者能按我说的去做。当我告诉她我的诊断和治疗方案时，有一个患者甚至厚着脸皮要求我把她介绍给另一位治疗师。"
- 无助："我不知道自己是否真的能改变现状。这就是我必须面对的工作量，简单明了。此外，我的睡眠经常受到干扰，我没有时间陪伴家人和朋友，我的鼻窦炎总是困扰着我，我知道我早上喝了太多的咖啡，晚上喝了太多的酒。"（Wicks，2022，pp.24-25）

职业倦怠程度

慢性继发性压力的症状包括沮丧、抑郁、冷漠、无助、不耐烦、脱离人群、情感枯竭、愤世嫉俗、绝望、职业自尊心和自信心显著下降、冒充者综合征、不堪重负感和快感缺失（Schaufeli，Maslach，Marek，2017；West，Dyrbye，Shanafet，2018；Yang & Hayes，2020）。在早期关于职业倦怠的研究中，弗洛伊登伯格提出了职业倦怠的 12 个阶段模型，后来简化为 5 个阶段。

1. 蜜月期：表现为热情；

2. 压力起始期：表现为停滞；

3. 慢性压力期：表现为持续的挫败感；

4. 职业倦怠期：表现为情感上的冷漠；

5. 慢性职业倦怠或职业倦怠综合征：这通常是需要采取某种干预措施的关键时刻。（De Hert，2020）

与此相关，精神病学家詹姆斯·吉尔（James Gill）写道，职业倦怠分为三个等级。

> 第一级的特征是体征和症状相对较轻、持续时间短且偶尔发生（附录 B）。当体征和症状变得更加稳定、持续时间更长且更难摆脱时，就到达了第二级。当症状和体征变成慢性，并发展成身体疾病时，就进入了第三级。（1980，pp. 22-23，着重强调部分是后加的内容）

从"蜜月期"到"慢性职业倦怠"，我们可以看到职业倦怠的萌芽和热情的种子实际上是同根同源的。任何真正关心来访者和全身心投入工作的人都会意识到，他们需要在职业倦怠的波涛中乘风破浪，偶尔也难免会被遗漏的浪头击倒！然而，在某些情况下，尽早采取一些基本措施来防止职业倦怠，可以避免许多极端困难。这些措施的核心在于，临床工作者能够认识到，当他们的热情得到滋养和保护而不是被用作做更多事情的燃料时，他们和他们的来访者将会得到更优质的服务。

可以说，所有临床工作者在一年中都会体验到吉尔（Gill）所描述的一级职业倦怠。这也是从事紧张、关系型职业不可避免的一部分。大多数助人专业人员有时也会出现第二级职业倦怠，有些人还会不幸出现第三级职业倦怠。这就是为什么意识到无处不在的压力、尽可能地进行自我认知、利用这种自我认知、制定自我关怀方案，以及了解正念的益处都是至关重要的。除此之外，如果我们以建设性的方式面对压力，不仅可以减少压力转化为极度痛苦的概率，而且还能从压力中汲取教训，从而深化我们的见解、促进我们的成长。然而，这既需要正确的知识，也需要谦逊的态度，当我们没有取得应有的进步时，我们可以向他人寻求帮助；但这并不容易，因为人们常常认为，自己从事的是心理健康和社会工作领域的工作，所以自己总是万能的、强大的，而且通常也是正确的。

威克斯（Wicks）（2003）认为，

> 如果我们的职业倦怠达到了第二级，即职业倦怠问题变得更加严重，无法通过简单的干预措施加以解决，那么就有必要更加努力（附录C）。这些行动的关键在于愿意重新确定优先事项，并对自己的处世风格进行调整，因为这种风格由于某种原因并没有达到最佳效果。要做到这一点，经常需要自己的同事和导师参与进来，他们的支持和见解对于处理所感受到的困扰是有益的。从社会问题中解脱出来，需要迈出舒适圈，同时还要抵御那种以单一且重复的方式来处理这些问题的诱惑，这就需要寻求一切所能得到的指导和支持。在许多情况下，还需要暂停工作，去度假或疗养，以便暂时远离工作，从而恢复活力、重新定位。（p. 338）

临床工作者的脆弱性概况

我们的来访者经常会这样想象我们的生活：他们看到心理咨询师随叫随到、不偏不倚、具有同理心和同情心、能直接而清晰地沟通，并认为心理咨询师在生活的方方面面都必然如此。然而，这种想象往往与真实情况大相径庭、与人们对我们的投射相去甚远。每个人都有个性，都有成长的边缘，都容易受到某些压力、情境和患者/同事性格类型的影响。

因此，如果我们能通过自问自答的方式，意识到自己的弱点所在，就不会猝不及防，这对我们的帮助是不可估量的。

社会工作和心理健康领域的专业人员不应只是简单地避免职业倦怠的危险（尽管这可能是件好事），还应采取明确的措施，防止个人和机构临床实践中普遍存在的压力加剧。经过 40 年的研究，我们现在很清楚，仅仅了解职业倦怠是不够的，尽管这是非常重要的第一步。要预防或纠正职业倦怠，就必须采取相应的行动；仅有洞察力和同理心也是远远不够的。第一步中的一项是了解职业倦怠的程度，然后花时间确定潜在的问题领域，并审查如何解决这些问题。定制一份"临床工作者脆弱性档案"，这是避免隐性职业倦怠危害的关键资料。

了解哪些类型的人和问题会给你带来困难，是避免心理脆弱的第一步。无论临床工作者的经验有多丰富，本章末的"临床工作者的脆弱性概况问卷调查"中的简单问题都可以提供有关个人压力点的有用信息。

通过坦诚且完整地回答这些问题，你可以看到自己在哪些方面取得了进步并掌握了有效的应对技巧。考虑到根深蒂固的个性风格，其他方面也需要关注，有时甚至需要持续关注。忽视这些方面会导致不必要的压力，即使你自己没有感受到压力，这些压力也会转化为问题。正如一位专业人士在被问及他的压力水平时所说的"我不认为我真的经常处于压力之下，但我认为我是一个携带者！"当我们给别人施加压力时，他们会把压力带给其他员工、家人等，这就造成了"倦怠传染"，这最终会反过来困扰"载体"，降低组织效率。因此，即使我们自己没有压力，也必须熟悉减轻周围人压力的方法。

急性继发性压力：严重的创伤后应激障碍

心理学家杰弗里·科特勒（2022）在谈到治疗师的工作给他的个人

幸福感带来威胁时说"我们可以不用担心被来访者传染感冒或流感，但他们的悲观、消极呢？那些言语可能会悄悄地纠缠着我们，那些无声的尖叫可能一直震耳欲聋"（p.8）。很明显，他在这里所说的是，长期不断地治疗他人的严重心理、生理和性创伤可能会导致治疗师自己的人格不稳定。

替代性创伤后应激障碍是当前的一大危险。越来越多的临床工作者被要求减轻患者由于身体、心理和精神虐待、强奸、人身攻击、与种族和文化相关的伤害及系统性压迫所造成的精神创伤所带来的痛苦。最近关于代际创伤的研究强调了上一代人所经历的创伤是如何传给后代的，从而导致心理过程甚至表观遗传学的变化。当来访者的创伤与临床工作者自己生活中经历的压力（包括他们自己的个人创伤史）混合在一起时，其结果在心理上是有害的。如果没有认识到这一点，就会导致临床工作者的生活体验严重受损或心理"灰暗"，从而因自己未认识到或未被接受的受损情绪状态而无法为来访者提供适当的治疗。

要识别、限制、避免替代性创伤后应激障碍，甚至从中汲取教训，最明智的方法之一就是每天对自己进行自我检查。第二种方法是系统地询问自己，以发现创伤后应激障碍迹象和症状群的存在和/或持续时间。这两种方法是相辅相成的。如前所述：

> 从事助人职业的人有时会失去距离感，暂时被他人的期望、需求、痛苦经历和消极情绪所淹没。他们比大多数人更容易面临消极和悲伤。然而，他们受到的专业教育使他们能够尽早发现这些迹象，以免受到不必要的拖累。我们可以从他们如何避免迷失方向或在暂时迷失方向时如何重拾信心中学到很多东西。他们重视的距离感也可以帮助我们处理他人的痛苦。

> 在许多方面，我们能与周围人建立联系并产生共鸣，这体现了我们的亲和力。我们可以吸收周围人的悲伤、焦虑和消极

情绪。当倾听到可怕的故事（或目睹它们）时，我们不仅体会到挫折或担忧，还会感受到他们的无助、恐惧、脆弱和绝望。要认识到，无论我们在专业领域做了多么充分的准备，都无法避免在与他人共同度过充实生活的过程中遭遇心理和精神危险。（2002，pp. 54-56，109）

我们可以向自己提出一些问题，以确定是否存在替代性创伤后应激障碍，这些问题简单明了，因为这与我们向有创伤经历迹象的来访者提出的问题一致（章末的"揭示临床工作者替代性创伤后应激障碍需要问的问题"）。

在理解这种自我质疑时，我们需要参照的重要标准是，出现这些症状并不比出现任何心理或医学疾病症状更能说明个人的软弱。从一开始就注意到这一点非常重要，这样就不会因为自责、自我贬低或夸夸其谈而妨碍仔细的自我检查，尤其是在遇到极具挑战性的来访者或临床情境之后。任何人长期与性虐待受害者、儿科肿瘤患者、严重的边缘型人格障碍患者及遭受野蛮强奸或其他身体/情感暴力的受害者打交道，都会产生身心伤害。

为确保临床工作者考虑这种自我反思方法，在单次或一系列创伤遭遇后寻求自我理解时，请牢记以下一般原则。治疗师、社会工作者和心理咨询师通常会向来访者提供类似的指导，包括以下简单建议：

1. 要像对待那些经历过创伤事件的来访者一样，对自己保持非评判性和接纳的态度。

2. 始终牢记，你因创伤遭遇而出现的症状与创伤遭遇本身有关，而非源于你自身固有的个性弱点或内在力量不足。

3. 要知道，你在工作中持续不断地处理创伤问题，同时就需要持续不断地关注替代性创伤后应激障碍的症状和风险，而不是把它当作一劳永逸的事件来处理。

4. 与他人分享你的感受和担忧，这在临床上是明智之举。那些试图不与他人分享的人要么最终离开这个领域，要么以不健康的方式行事（如酗酒、过度疏远、滥交等）。

以下是关于创伤后应激障碍的简明摘要（Foy et al.，2003），在进入自我关怀主题之前，对其进行简要回顾：

从一次危及生命的个人经历中幸存下来的人，往往会产生十分强烈的心理反应，表现为对该经历的侵入性想法及因害怕而回避想起。在创伤经历后的最初几个星期，这些模式在大多数人身上都能找到，因此这似乎代表了对改变生活的事件的心理适应的一种自然的反应机制。然而，若这种令人不安的反应模式持续三个月以上，则表明类似于丧亲者的哀悼等自然心理调整过程已经脱轨了。在这一点上，最初几周的自然心理反应变成了 PTSD 症状。换句话说，PTSD 可以被视为一种自然过程的持续，超过了其解决的自愈时间范围。

PTSD 最主要的特征是创伤特有的侵入、逃避和生理唤醒症状。PTSD 的首要要求是存在危及生命的事件，例如在交通事故中严重创伤符合这一标准，而因自然原因导致的亲人预期死亡则不符合这一标准。然后，目前的诊断系统将 PTSD 症状分为另外三种类型。第一类：包括某种形式的持续侵入性思维和情感的存在。反复出现的痛苦的梦或者清醒时关于创伤经历的闪回就是例子。第二类：代表与创伤相关的回避症状的存在，如在发生严重交通事故后拒绝驾驶，或在遭遇性侵犯后害怕发生性关系。更微妙的回避形式是反应的普遍麻木或对创伤缺乏强烈的感觉。第三类：体现在身体觉醒增强和高度警惕症状的存在。在类似于创伤的情况下可能会经历恐慌的感觉，比如患有 PTSD 的退伍军人可能会对类似枪声或爆炸声的巨响表现出强烈的惊吓反应。

创伤经历的常见因素包括生理和心理上被超出受害者预测和控制的危及生命的事件所压倒。

行为心理学的贡献有助于理解 PTSD 症状是如何发展的。巴甫洛夫条件反射发生在创伤发生时，因此，压倒一切的生命威胁和无助感与其他存在的线索（这些线索并不危及生命）配对。通过这一学习过程，这些线索在未来发生时获得了唤起极端恐惧的潜力。幸存者还懂得逃离这些线索会终止令人痛苦的恐惧。规划生活活动以避免痛苦的回忆，是工具性学习的一个例子，因为它减少了对创伤提醒的痛苦暴露，这可能会成为一种首选的应对策略。

从认知心理学的角度来看，幸存者赋予创伤经历的意义可能在 PTSD 中起重要作用。与创伤经历相关的无助感可能会使幸存者无法积极应对，从而维持 PTSD 的症状。

虽然这些方法有助于解释 PTSD 发展的可能机制，但它们并不能解释为什么一些人暴露于强烈创伤却没有出现持久的 PTSD 症状。为了解决这个问题，综合性的方法是必要的，包括生物反应性之外的其他因素、条件反射和工具性学习，以及象征意义。在 PTSD 综合模型中，在危及生命的创伤事件期间所经历的压倒性的生理反应，为 PTSD 的发展奠定了必要的基础。然而，其他因素在创伤暴露和 PTSD 症状的发展之间起中介作用。因此，理解 PTSD 的综合性方法涵盖了创伤经历和其他非创伤因素之间的相互作用，以此来解释 PTSD 的发展或不发展。（Foy et al., 2003, pp. 274-277）

再次强调，尽可能多地了解 PTSD 不仅对来访者/患者的护理和转诊至关重要，而且对自己的健康及同事和下属的幸福也至关重要。当替代性创伤后应激障碍干扰了临床工作者的参考框架，结果可能会改变他们的世界观、职业和个人认同感，以及精神的、心理的或哲学的观点。负面的情绪波动可能会导致个人与朋友、长期共事的同事，甚至与自己的关系疏远。它可能会导致突然的和不适当的工作变动，以及一个人的个性风格和对待他人的方式的戏剧性的变化（比如，无法调节情绪）。旷工或过度投入等极端行为不仅会导致个人问题，还会成为治疗团队其他成员的坏榜样。因此，在慢性继发性压力下，意识到这个潜在的问题是至关重要的。并且，在这种对压力挑战意识的基础上，知道如何制定一个自我关怀方案，欣赏生活中独处、沉默和正念的价值，以及提高个人不断发展的自我理解水平（即使在或尤其在可能涉及失败和生命损失的困难情况下），同时拓宽临床工作者的自我视野，考虑到积极心理学的贡献，也是必不可少的。所以，接下来要探讨的正是这些话题，并且本书的大部分内容也会围绕它们展开。

临床工作者的脆弱性概况问卷调查

- 你如何处理要求很高的患者？
- 你如何在临床实践中减轻（"治疗"）你所经历的痛苦？
- 在哪些情况下你会向同事或下属"发泄"？
- 什么样的人会"欺负"你？
- 你如何处理你的来访者和同事不切实际的期望？
- 过去的哪些失败一直困扰着你，你从中学到了什么？
- 作为个人、社会工作者、咨询师或心理治疗师，是什么阻碍了你对生活作出充分的回应？
- 你如何处理一天中计划外的事情？
- 哪些事情是你倾向于对自己撒谎或对同事、患者和家人隐瞒的？
- 什么事情最容易引发你的愤怒？

- 你觉得你最没有安全感的是什么？
- 对你的职业和个人生活产生最大负面影响的是什么？
- 鉴于临床实践的高强度，你是如何解决（与配偶、孩子和朋友的关系方面）家庭生活的不平衡问题？
- 你如何处理部门存在的问题，比如人员不足或人员配备不良、员工能力不足或职业道德差、长期抱怨的现象、做事僵化、责任划分狭窄且员工不愿超越这些既定的职责范围，以及一些人用过度表现弥补其他弱点等情况？
- 你什么时候发现自己因为感到情绪疲惫或者认为他们的问题没有患者的问题重要而不听家人或朋友的意见？
- 你白天和晚上的梦都有哪些主题？
- 最近发生的什么事情让你感到最内疚、怨恨或尴尬？
- 你什么时候对工作最厌倦，你会如何应对它？
- 当你感到不堪重负时会采取何种应对机制？
- 哪些类型的情况/哪些人特别容易导致你出现镜像反应，使你开始模仿诸如泄气、讽刺、挫败、无助等症状或表现？
- 你觉得最难处理的患者的负面反应（生气、无助等）是哪一种类型？
- 在你的个人/职业生活中，你觉得谁最"消耗"你的心理？

揭示临床工作者替代性创伤后应激障碍
需要问的问题

如果下列一种或多种症状/体征持续时间超过一个月，并且目前正在困扰你的个人和职业生活，你必须仔细考虑持续接触经历过创伤的人的结果可能会对你产生替代影响：

1. 你是否发现你正在重复经历过去的创伤事件？

   a. 噩梦；

   b. 关于患者的侵入性想法；

   c. 患者分享的故事的闪回；

   d. 重温与来访者的互动；

   e. 将当前事件与过去的创伤或他人的创伤经历联系起来。

2. 你是否正在经历情感钝化、麻木、感觉丧失，或者倾向于避免提及过去的创伤事件？

   a. 有一种疏离感或情绪范围受到限制的感觉；

   b. 避免能让患者想起过去创伤性事件的想法、感觉、对话、人或活动；

   c. 对过去充满创伤的事件有记忆缺失；

   d. 对未来有病态的看法（例如，预期的医疗保健职业生涯剩余时间的缩短、预期寿命的缩短或家庭生活前景的缩短等）。

3. 你是否有强烈/夸张的觉醒感？

   a. 高度警觉或经常感到"警惕"，类似于受到性/身体虐待的来访者；

   b. 明显的惊吓反应；

   c. 易怒或对来访者、同事、领导和家人有"短暂的情感冲突"；

   d. 存在无法集中注意力、睡眠问题、饮食问题，或无法享受过去曾给你带来快乐或成就感的正常活动。

4. 你的人生观或世界观是否发生了巨大的变化？

   a. 个人的安全感/信任感就像患有 PTSD 的来访者一样脆弱；

   b. 对人类状况的积极看法缺失，或被厌倦的生活所掩盖；

   c. 对自己作为治疗师的效能及个人自信存在质疑；

   d. 意识到生命的残酷或脆弱（鉴于你治疗过的同事或患者的经历）往往以一种令人沮丧，甚至有些可怕的方式出现；

   e. 羞耻、内疚、低落或毫无价值的感觉越来越频繁地出现。

5. 你是否已经开始表现出反社会行为的症状/夸张的迹象，而这些症状/夸张迹象是在你的患者遭受巨大/持续的创伤之前没有出现过的？

　　a. 危险行为（例如性滥交、不稳定/激进/粗心的驾驶模式、财务问题的处理不当、制定治疗方案不当、违反与来访者或同事之间的原则等）；

　　b. 对个人生活和职业生活的极度不负责任；

　　c. 酗酒、非法使用药物、自我药物治疗、犯罪行为。

6. 你的基本人际关系是否受到显著影响？

　　a. 现在出现了多疑、愤世嫉俗、吹毛求疵的行事风格；

　　b. 与患者、同事和朋友之间的越界行为；

　　c. 对家庭/工作活动失去兴趣；

　　d. 不良的自我关怀方式导致与他人的互动改变；

　　e. 缺乏与来访者、家人和朋友的联系。

第二章
增强心理韧性：强化自我关怀方案

（治疗师）必须建立有效的机制，以维持身心健康并缓解高强度工作带来的压力……其中一种机制就是利用专业的渠道去获取信息、拓展视野和获得支持，比如接受督导或咨询等；另一种是在工作环境之外建立个人的精神支柱和娱乐渠道。

——克里斯汀·A. 库尔图瓦（Christine A. Courtois），

《性侵回忆》（*Recollections of Sexual Abuse*）

与创伤患者打交道的治疗师需要一个持续的支持系统来处理这些强烈的反应。就像没有幸存者可以独自康复一样，没有治疗师可以独自处理创伤。

——朱迪斯·赫尔曼（Judith Herman），

《创伤与康复》（*Trauma and Recovery*）

像许多学者一样，我在年轻的时候推迟了许多会让我快乐的小事情，包括阅读小说、学习烹饪、参加摄影课程及健身。我总想着等有时间了再去做所有的这些事情——等我完成学业、等我工作、等我被授予终身教职等。幸运的是，我最终意识到，除非挤时间，否则我永远都不会有时间。然后，我的余生开始了。

——克里斯托弗·彼得森（Christopher Peterson），
《积极心理学入门》（*A Primer in Positive Psychology*）

在职业生涯的早期，把工作放在第一位很容易，有时甚至被视为一种奉献精神的体现。你享受治疗过程中的每一次互动，因为它是有趣的、富有挑战性的，也是全新的。你甚至可能想要投入尽可能多的时间去工作。然而，需要注意的是，不要在事业上太拼命，以至于让生活的其他方面逐渐失去光彩，进而被忽视。虽然投身于临床工作，为他人的福祉奉献，是一种极具意义的追求，但如果不能确保自己的生活也同样充实和平衡，人生就会变得狭隘、单调，最终走向失衡。这不仅会对自己产生负面影响，还会对家庭生活和其他人际关系产生负面影响，包括与来访者的关系。成瘾行为中有一个常见的现象：成瘾者为了当下的满足，不惜"透支"未来的幸福。在临床工作中，当我们今天承担过多的工作时，就可能透支明天的幸福。

除了工作狂倾向及视野狭窄到将外界兴趣、家庭甚至自己都抛诸脑后以外，临床工作者还面临着一个更深层次的问题：否认。如果大多数临床工作者能够意识到倦怠或替代性创伤后应激障碍的潜在风险，他们大概率会积极应对，并且以一种更尊重、更严肃的态度看待压力管理的要素（详见附录 D）。然而，尽管临床工作者在为他人提供帮助时对这些要素了然于心，但有时却难以清晰地认识到这些要素对自己同样至关重要。

在这种情况下，从事高强度助人职业的人付出的代价是心理和身体健康的受损，更不用说它对家庭和必要的社交造成的破坏了。如果临床工作者没有立即为此付出代价，那么——就像他们的来访者一样——最终他们也会付出代价的。而"最终"的问题在于，就像许多心理生理障碍一样，心理压力会在一段时间内引发生理变化。这种损害看似悄无声息，起初或许可以逆转，但随着时间推移，可能会导致或多或少不可逆转的损害（例如 50 岁以后出现的带状疱疹）。到那个时候，即使压力减轻了，自我关怀的方式也丰富了，但是已经造成的身体损害仍可能会对今后的生活产生长期影响。

所有人都必须面对的另一个现实是，自我是有限的——我们拥有的能量是有限的，若不及时补充，就会逐渐耗竭。然而，很多时候，我们却忽略了那些真正能帮助我们补充能量的活动。当这种情况发生时，我们就会面临更大的风险，不仅容易失去正确判断力，还可能陷入职业倦怠。这不仅让我们自己感到难过，也让我们原本有能力去帮助的家人、朋友和同事感到遗憾。（Wicks，2003，p.46）

然而，有时候我们需要一次沉重的警醒，才会意识到自己已经偏离平衡的生活有多远。

几年前，我（RJW）的一位挚友在 40 岁出头时被诊断出患有脑癌，生命即将走到尽头。他性格豪爽，我们总是互相打趣，充满了欢乐与温情。即使在他生命的最后阶段，这些玩笑也从未停歇。

他一直生活在纽约，而自从我在他的婚礼上担任伴郎之后，这些年来我们很少见面。当他在费城住院接受实验性治疗时，我去看望了他。见到他时，他已经在那里待了将近两个星期。

我询问了他的健康状况，他向我简述了自己的病情，其中包括短期记忆丧失。于是，我问他："你是说你不记得昨天发生了什么？"他回答道："不记得。"然后我笑着说："那么，你不记得我在过去的两个星期里每天陪你坐上 5 个小时了吗？"他看着我，犹豫了一两秒，咧嘴一笑，说……好吧，我不能确切地复述他说的话，但我们都笑得很开心。

不过，他问的一个问题让我大吃一惊，这个问题确实帮助我重新审视了自己所做的事情。他问我："你现在在做什么好事？"

当我开始滔滔不绝地（自然是条理清晰地）罗列我最近的学术和专业成就时，他打断我说："不，不是那些东西。我的意思是你做过什么真正的好事？你上次去钓鱼是什么时候？你最近参观了哪些博物馆？上个月你看了哪些好电影？"他最后一次和我聊天时提到的"好事"，和我自认为健康时所想的完全不同。不幸的是，在这方面与我想法相同的人有很多。（Wicks，1997，pp. 71-72）

当然，自我关怀方案的具体内容因人而异，并且会随着我们所处的人生阶段而有所不同。正如贝克（Baker）所指出的：

> 自我关怀的实践方式多种多样。自我关怀在定义、意义、重要性或应用方面，都没有特定的标准。个体之间的差异与个人的经历、性别和个性有关，而个体内部的差异则与发展阶段或不断变化的需求有关。这些差异影响着自我关怀的具体内容和实践过程。对于处于人生某一特定阶段的人来说，自我关怀可能意味着保持忙碌的日程，并雇佣家政服务来打理家务。而对于另一个人，或同一个人在不同的人生阶段，自我关怀可能意味着拥有大量安静、自由支配的个人时间，以及亲自照料自己的家。（2003，pp. 18-19）

这样的清单需要量身定制，因此拥有丰富的选择范围会很有帮助。在这里列出其中的一些选项，旨在激发大家思考如何根据自身情况制定自我关怀方案。然而，我们需要意识到，投入在自我关怀上的时间是自我尊重的一部分，是为了追求真正快乐的生活，而非陷入一种强迫性的"内卷"——仿佛只有时刻在线，才能证明自己对职业的重视。因此，明确哪些要素可以纳入自我关怀方案，以及在制定方案时需要思考的问题，都是在行动上对自己负责的良好开端。

自我关怀方案的要素

大多数人若要不断地更新自我，自我关怀方案需要包含一些基本要素。实际上，我们并不需要花费太多精力，只需要从日常工作中暂时抽离，以重新审视自己并恢复活力。这些基本要素可能包括：

- 独自安静地散步；
- 安排时间和空间去冥想；
- 进行精神层面和娱乐性的阅读——包括你所崇拜之人的日记和传记；
- 一些轻度锻炼；
- 通过看电影、与乐观的朋友相处等方式获得欢笑的机会；
- 发展爱好，比如园艺等；
- 给那些能激励你、逗你开心的家人和朋友打电话；
- 参与那些能让人焕然一新的项目；
- 听你喜欢的音乐。（Wicks，2003，p. 50）

其他一些简单的自我关怀与恢复活力的方法可能包括：

- 参观公园或徒步旅行；
- 接受治疗性按摩；
- 练习瑜伽；
- 与家人或朋友共进晚餐或喝咖啡；
- 去图书馆或书店阅读书籍和杂志；
- 买一些既有趣又不贵的小物件；
- 泡个澡，而不是快速淋浴；
- 做做白日梦；

- 组建一个"餐饮俱乐部"，每个月和朋友或兄弟姐妹一起出去吃一次午餐；
- 听有声书；
- 大声朗读诗歌；
- 在休息日比平时晚睡；
- 和你的伴侣在床上喝着咖啡悠闲地聊天；
- 观看一部最喜欢的电影；
- 和你的伴侣进行性生活；
- 购买和阅读一本你从未读过的书或杂志；
- 精心打理一个开满鲜艳且生机勃勃花朵的小花园；
- 和很久没联系的人打个电话；
- 听你喜欢的音乐家的作品；
- 在工作前后或午餐时间散散步（不携带任何电子产品或设备）；
- 参加周末静修活动，地点可以是当地的灵修中心或拥有开阔庭院的酒店，这样你就可以抽出时间去散步、冥想、随心进食、尽情阅读，或是纯粹的放松身心，重焕活力；
- 安排几天自己待在家里，没有家人或朋友在场，只是懒洋洋地待着，独自一人没有时间计划表也不用满足别人的需要或其他议程；
- 每天写日记，作为一种放松的方式；
- 练习仁爱冥想。

当然,新冠疫情使这些形式的自我关怀成为潜在的风险和焦虑来源（对一些人来说，这取决于他们自己的风险状况）。找到与社会支持系统、家人和朋友联系的方法，虽然在这个后疫情时代的世界里更具挑战性，但也许比以往任何时候都更有必要。专业工作者也有机会接受继续教育、研究和写作、与同事合作、接受和提供指导，参加专业或精神上的小型静修活动，并且这样的机会不胜枚举。关键在于，无论是有计划的还是即兴的，都要将这些要素纳入日程安排中，使其成为每天、每周、每月、每年时间分配中一个持续且重要的部分。自我关怀方案在我们的生活中并不是可有可无，而是道德规范实践的必要部分。很多时候，自我关怀被当作我们临床生活故事的附录，而不是融入我们工作的章节中。

多马尔（Domar）和德雷尔（Dreher）在他们合著的《善待自我》（Self-Nurture）一书中把可用的时间称为"时间馅饼"。据他们所说，这本书主要是为女性写的，但对任何关心自己幸福的人都有很好的指导性。他们建议，我们在列出日常事务清单后，仔细审视究竟分配了多少时间来做那些我们声称感兴趣的事情。他们还写道：

> （现在）将你的清单与你的"时间馅饼"进行比较。饼上列出的每项活动都需要多少时间？当然，你的清单上可能会有你不会经常做的消遣方式，比如去喜剧俱乐部。但其他的，比如做白日梦或者阅读，可能本该是日常生活的一部分。这些活动会出现在你的"时间馅饼"上吗？许多进行这项练习的人发现，他们的"时间馅饼"上根本没有为这些活动分配时间。还有一些人则用分钟而不是小时来计算花在纯粹快乐活动上的时间。这可能是一个令人震惊的发现，它可能激励一些人从根本上改变分配时间的方式。（2000，p.198）

有一种认知错误是，自我关怀是自私的。当然，如果把这种想法极端化，自我关怀确实可能变成自私的行为，但当你的工作是照顾他人、你的角色是照顾者时，自我关怀应该被看作是这一角色中不可或缺的组成部分，而不是临床工作者自我契约中可以被轻易舍弃的一部分。

制定自我关怀方案时需要考虑的问题

对于临床工作者来说，时间是非常宝贵的。我们如何分配时间、优先考虑什么及与谁共度时间，这些在很大程度上反映了我们自身情况及我们的生活方式。然而，对临床工作者来说，"浪费"时间有时却被误解为一件错误的事情。许多临床工作者有这样的感觉：如果我抽出时间给自己，那么这段休闲时间就没有"好好地被利用"。相反，这种休闲时间几乎被视为一种错误，尤其是考虑到那些承受情绪压力的人们的需求，或者至少认为在经历了一段漫长且没有休息的高强度工作后，才"有资格"享受这样的时光。为了改变这种观念，我们首先需要探索可行的选项，制定一份自我关怀方案。这并非生活中的奢侈品，而是持续更新自我的必要来源，从而确保我们能够以高质量的方式，在漫长的职业生涯中为他人提供帮助。

一旦审查了清单的要素，如何使用它就变得至关重要了。在这一点上，我们面临的挑战是：如何制定一个让我们经常使用而不是临时使用的方案？为了确保制定一个持续且系统的方案，临床工作者首先必须向自己提出一些问题。这样做可以避免两方面的潜在风险：一方面，在制定方案时不切实际；另一方面，缺乏创造性和扩展性。这些问题也有助于为设计个人自我关怀方案做好准备（见本章末的"临床工作者自我关怀方案问卷"）。这些问题包括：

- 鉴于社会工作和精神卫生系统发生了诸多变化，导致服务来访者/患者的工作时间增加、自身社会地位降低、面临的诉讼风险增加、报酬与工作重要性不匹配及许多层面的整体不安全感，你采取了哪些创造性的方法来确保自己不会忽视作为一名临床工作者的美妙之处，以及你在其中扮演的重要角色？

- 当提到"自我关怀"时,你脑海中会浮现出什么样的画面?这一画面的积极和消极方面分别是什么?就制定自己的自我关怀方案的重要性和现实性而言,你的立场是什么?
- 在自我关怀方面,社会工作和心理健康专业人员与其他护理人员有什么区别?
- 你如何平衡让你重新焕发活力、反思生活、理清思路的独处时间与那些给你带来挑战、支持和欢笑的人共度的时间?
- 自我关怀和自我认识是相辅相成的。你参与的哪些类型的活动(例如在一天结束时进行有条理的反思、在开车回家的途中进行非正式的自我汇报、写日记、进行指导或接受指导、接受心理治疗、寻求精神指导、阅读等)有助于你对自己的生活进展情况进行系统而持续的分析?
- 哪些类型的运动(散步、去健身房运动、游泳、使用健身器材等)是你喜欢且认为自己可以经常参与的?
- 在你的朋友圈中,谁会给你鼓励、挑战、不同视角、欢笑和灵感?你如何确保与他们保持实时联系?
- 工作与休闲、职业时间与个人时间之间的平衡因人而异。对你来说,理想的平衡是什么?你采取了哪些措施来保持这种平衡?
- 自我关怀包括不被充斥在医疗环境中的戏剧性情绪、恐惧和愤怒所牵绊。哪些自我关怀的要素能够支持个体保持健康的超脱感?
- 在心理健康或社会工作环境中,过于保守或拖延与冲动或行动过于仓促,都可能是危险的极端。如何保持一种平衡感,防止出现任何极端的行为?
- 变化是临床工作的自然组成部分,你如何为变化做准备?
- 你如何在外界刺激与静默独处之间取得平衡,既不会陷入持续的刺激,也不会陷入孤立和过度关注自我?
- 如何处理生活中的"未竟事业"(如治疗失败、同事间的钩心斗

角、过去的负面事件、伤害、恐惧、失去的人际关系等），从而
让自己有足够的精力应对挑战、享受眼前的愉悦？

- 在你的生活中，有哪些稳定的力量是你的幸福感和自我关怀的支
  柱？
- 你如何确保你的目标既具有挑战性和高度，又不会不切实际和令
  人泄气？
- 因为你的性别或种族，你必须采取哪些自我关怀措施，而其他不
  同性别或种族的人则不需要？
- 你过去的经历是如何让你养成习惯的，而这些习惯在某种程度上
  使自我关怀成为一种挑战？
- 在你人生的这个阶段，哪些自我关怀措施比早期阶段更重要？
- 你意识到哪些情绪和身体上的"危险信号"表明你必须采取某些
  自我关怀措施，才能避免职业倦怠、违反界限、以不健康的方式
  给自己用药、在不该退缩时退缩、言语攻击患者/同事/家人，或
  者沉溺于工作？
- 在自我关怀方面，你已经做了哪些工作？在以下各方面，你发现
  什么对你最有益：身体健康、与朋友的互动、职业方面的成就、
  经济方面的提升、心理和精神方面的满足？
- 在制定自我关怀方案时，你需要采取的下一步行动是什么？你打
  算如何实现这个目标？
- 你的假期和假期间隔是否合适，是否足以满足你的需求？怎样度
  过这段时间最能让你焕然一新？
- 你是否也意识到需要"每日小假期"，例如短暂的茶歇或咖啡时
  间，在大自然中散步，与孩子玩耍或拜访亲朋好友？又例如在办
  公室或起居室练习推杆（高尔夫球）、去购物、在附近空地玩飞
  盘等投掷运动或休息一下？

定期反思这些问题，并诚实地回答所有问题，可以提高自我认识，有助于预防职业倦怠。这些问题还能提高你对自己生活方式的敏感性，使你既能在个人生活中蓬勃发展，又能在职业生涯中更加忠诚且充满激情。再次强调，一个人每天的生活方式在很大程度上取决于其个性和风格。职业倦怠并不仅仅来自工作量，更在于我们在工作时如何看待工作及如何与他人互动。有些人抱怨自己忙得连喘口气的时间都没有，而有些工作强度相同的人则认为，参与这么多具有挑战性的项目是多么幸福。然而，也许所有人都会抱怨现代心理健康和社会工作中烦琐的文书和记录工作。

有些人热爱运动，并在运动中成长；有些人则更喜欢久坐不动。不过，我们所有人都希望身体健康。并不是每个人都喜欢户外活动，也不是每个人都喜欢在假期中游览新景点，在全国或世界各地旅行和体验冒险。一些人更喜欢待在后院、闲庭信步、摆弄画架、钓鱼、读一本好书或去一家熟悉的餐馆吃饭。然而，有一点是共通的：我们都希望在生活的不同阶段，能够拥有一段属于自己的闲暇时光。

我们之间存在许多差异，重视和尊重这些差异非常重要。社会文化体系中存在不平等和不公正现象，这导致弱势、歧视及压力和倦怠程度的增加。这就是为什么每一份自我关怀方案，如果要做到既现实又有效，其组成都是独一无二的。但重要的一点是，我们必须制定一份方案，每天以此为指导，而不是以合理化的理由和借口来逃避。如果没有个人自我关怀方案，不仅会给个人生活和职业生涯带来灾难，从根本上说，还是对自己的极度不尊重。归根结底，如果没有自我关怀，我们就会慢慢地借用明天的幸福，直到再也借不到为止。

当我们真正尊重自己，并通过合理的自我关怀方案加以证明时，这种自尊不仅能为我们自身带来深刻的转变，还能惠及他人。因为我们能与同事和患者分享的最珍贵的礼物之一就是我们内心的平静和自尊。然而，你无法分享你不曾拥有的东西，事实就是如此简单。我们会与家人、朋友和患者分享我们所拥有的东西，包括消极、悲观、压力和职业倦怠。从某种意义上说，职业倦怠是会传染的：与我们共享空间的人往往也会受到这些负面情绪的影响。

此外，需要认识到，当我们谈论自我关怀和自我滋养时，我们并不是指那些以减轻生活压力为名，却只会给生活增加更多压力的高强度计划。正如多马尔（Domar）和德雷尔（Dreher）指出的那样，我们要再次认识到：

> 真正的身体养护固然包括体育锻炼和合理营养，但不应是强迫性锻炼和苛刻的饮食限制。实际上，真正的身体养护也远不止运动和营养。它还包括以下行动和理念：
> - 腹式深呼吸；
> - 定期放松练习；
> - 认知重组，将惩罚身体的想法转化为同情和宽恕的想法；
> - 享受身体的感官愉悦和性快感；
> - 与食物建立理智、平衡、无羞耻感的关系；
> - 促进健康的行为，如戒烟、适量饮酒、定期看医生进行预防保健；
> - 敬畏与尊重身体的神圣性，包括其所有的功能、不完美、特异性和神奇之处。（2000，p. 99）

这种全面的身体养护方法及前面提到的其他方法，显然能够为我们带来诸多益处，并帮助我们培养一种有助于增进健康、提升个人与职业福祉的态度和行为模式。然而，在结束对自我关怀这一主题的简要探讨之前，有必要谈谈"有毒工作"和时间管理这两个话题，并探讨自我关怀方案中两个特别重要的要素——阅读和友谊。它们可以提供一个模型，展示如何将自我关怀方案的每个部分进一步深化，从而更好地支持和促进你的成长。最后，本章末提供了一份旨在帮助你制定个人自我关怀方案的基础性综合问卷（"临床工作者自我关怀方案问卷"）。这份问卷总结了本章内容，并可能为你提供一个简洁的示例，帮助你明确自我关怀对你而言具体包含哪些内容。你可以独立完成问卷并进行反思，也可以在导师的指导下完成，或者与同事小组共同完成。这能帮助你发现未来在哪些方面需要更多或更少的关注。

有 毒 工 作

芭芭拉·贝利·莱因霍尔德（Barbara Bailey Reinhold）在她的书《有毒的工作》（*Toxic Work*）中指出：

> 当工作中发生的事情给你带来长期的痛苦，最终导致情绪上的折磨或身体上的症状，而你无法停止这种痛苦，也无法继续寻找或创造一个更有价值的环境时，你就会患上"有毒工作"综合征。感觉自己被困在原地，无法想象下一步怎么走或无法采取下一步行动，这也许是问题中最令人崩溃的部分。（1997，p. 15）

她还指出，这种程度的心理"毒性"在短期内不会好转：

> 而我们要预料到更大的压力、更高的要求和更少的现场工作人员……削减成本将成为大多数营利性和非营利性组织的官方支持策略；预算即将到期……不确定性将占上风。你唯一可以依靠的就是自己的自立能力……需要不断学习，尤其是在技术（和）……你需要承担责任，规划自己的职业生涯，为自己

的退休生活兜底；曾经那种"家长式"的组织已经不再承担照顾员工的责任。（pp. 34-35）

这听起来很像现代心理健康和社会工作的现状，以消极的态度或怀念"过去的好日子"来应对，虽然可以理解，但却不会让我们前进。正如《有毒的工作》（*Toxic Work*）一书的作者所言，她举了一个护理方面的例子，这个例子也适用于临床工作者：

> 日间手术室的护士玛乔丽（Marjorie）告诉我："我们迫不及待地希望削减成本的时代结束，这样我们就能回到我们受训时的工作状态"……她是怀念"过去的好日子"的抱怨者中的一员，每天早上的休息时间他们都会聚集在医院的小吃店里……
>
> 幸运的是，玛乔丽有一位在儿科工作的朋友，她已经不再参加所谓的"抱怨和呻吟"聚会了，因为她认为这些聚会让事情变得更糟……"这些都是新政策，不会消失的"她对玛乔丽说，"那我们明天一起去医院的健身房，骑动感单车，怎么样？"玛乔丽试了试，惊讶地发现骑车给她带来的感觉有多么不同。（Reinhold，1997，p. 105）

莱因霍尔德（Reinhold）指出，如果你或其他同事很难放下对过去的看法，那么在她的描述中，这就是一种"有毒"的情况，需要采取健康的行动。

这些健康的行动包括本章已经介绍的自我关怀方案的要素、第一章中提到的对慢性和急性继发性压力危险的认识、从正念文献中汲取营养的意愿以便我们能够加强内心生活（将在第三章中讨论），以及对自身平衡感的培养（鉴于积极心理学最近的贡献），以便我们能够健康、灵活地应对不断变化的环境（将在第四章中讨论）。此外，所有涉及有毒工作的环境和自我关怀主题的著作都强调，我们需要注意如何安排和管理自己的时间。

时 间 管 理

自我关怀的一个重要部分就是要尊重我们一天中有限的时间。每个临床工作者都需要意识到这一点，这样才不会过度浪费精力。例如，对紧急医疗服务（EMS）人员的建议如下：

1. 每天安排个人时间　为锻炼、冥想、业余爱好或其他活动安排独处时间，这对提高个人和职业生活质量至关重要。

2. 授权　在工作或家庭中，适当学会委派任务。委派时，要清楚地解释说明，为每项任务指定完成时间或日期，并在任务完成后及时跟进。适当给予积极反馈。

3. 安排应对干扰的措施　如果你在家时电话响了，学会灵活安排你的日程和工作以外的计划。

4. 有条理　如果你把练习中经常用到的材料放在一个指定的地方，你就可以节省宝贵的时间。

5. 获取资源　了解哪些资源可以帮助你完成需要完成的工作，了解这些资源在哪里、什么时候可以使用。

6. 学会认识自己的身体和心理界限　学会如何及何时说"不"（例如"对不起，我没有时间"），要做到温和而坚定。

7. 时间管理不是控制时间。相反，它是当个人责任累积时，更有效地利用时间的能力。如果在时间管理过程中没有仔细规划和灵活运用，时间管理技巧本身就会给人带来压力。（Seaward，2000，p.45）

马歇尔·扎斯洛夫（Marshall Zaslove）在其实用性极强的著作《成

功的医生》(*The Successful Physician*)中，讨论了许多医疗专业人员提高工作效率的方法。他所说的很多内容对于心理健康和社会工作专业人士来说也是非常相关和实用的。他认为，仅仅努力工作和延长工作时间并不能解决问题。他的一些观点和建议值得临床工作者思考，并与同事或导师讨论：

- 我们并不像自己想象的那么有效率，如果我们想要更有效率，就必须开始管理自己并规划自己的职业生涯。
- 职业目标为我们提供了一个心理方向舵，让我们有所关注和期待，帮助我们确定优先事项，并用成就来衡量进步。
- 看看那些浪费时间的事情，并尽可能删去那些不必要的东西，这将使日程安排在专业方面更丰富，在个人方面更令人满意。
- 干扰是最浪费时间的行为之一，因此要通过果断的态度和对周围人的明确反馈来限制干扰。
- 找到自己的自然节奏，并与之配合。
- 在关注患者和他们的问题时，要尽可能专注。
- 设计自己的继续专业教育方案，以满足个人需求。
- 使用节省时间的方法（如浏览文章等），并将与实际案例相关的知识整合起来，这样就可以针对正在处理的案例类型进行方案的定制，而不是停留在一般性或理论性的层面上。
- 拥有自己的专家小组和知识网络，以便更好地从自己和他人的错误中学习。(Zaslove，2001，pp. 166-168)

只要稍微注意一下个人的组织和工作效率，就可以减轻很多压力。然而，临床工作者往往在这方面做得很少，也许他们认为这些信息只对从商的人重要，或者这些信息低于社会工作和心理健康专业人员的水平。显然，当我们想到更好的时间管理会如何改善来访者服务和同事关系，以及如何丰富临床工作者的个人生活时，上述观点就与多方面、高要求的生活现实脱节了。

　　同样，若未能充分发展自我关怀方案中的每一个要素，同样是不明智且充满风险的，因为我们能与患者分享的最珍贵的礼物之一就是我们自身的平静、自信和活力。自我关怀方案中的每一个要素都值得深入研究，并尽可能全面地发展。为了说明这一点，下面的例子展示了当我们尽可能全面地审视阅读和友谊时，它们是如何真正支持和促进我们的成长，并为我们的个人和职业生活提供新的视角。

阅　　读

　　有一次，和平主义者多萝西·戴伊（Dorothy Day）与一位无家可归的女酒鬼坐在一起聊天。女酒鬼向多萝西·戴伊女士坦白，为了保持清醒，她必须采取的措施之一就是在经过酒吧时闭上眼睛。对此，多萝西·戴伊带着同情的微笑说："我知道你的意思。我经过书店时也得这么做。"（Day，出处不明）

　　然而，许多人仍然没有足够的阅读量。一个常见的借口就是没有时间或精力去阅读。但是，无论专业类的阅读或其他类型的阅读，都可以提供新的视角，甚至可以灌输新的能量，提供有益的背景知识，最终，可以避免把我们的注意力浪费在不重要的事情上，或避免不必要的资源消耗。

　　专业继续教育、研究和读书不应仅仅被视为一项苦差事，而是通往宽阔视野和激情的生命线。阅读为我们提供的营养远远超出了专业书籍的范畴，尽管专业书籍也非常重要。我们必须采取措施，改善我们的整体阅读风格，将其作为自我关怀综合方法的一部分。以下是与这一主题直接相关的思考。

　　多年前，当我（RJW）还是一名本科生时，哲学系主任和我讨论了各种兴趣爱好。有一次，当谈到读小说的话题时，他说他每天晚上都会抽出 20 分钟读小说。对此，我脸上露出的表情给他传递这样一个信息：这就是你读的所有小说吗？他回应道"每晚固定阅读 20 分钟，一年下来就能读很多小说了，鲍勃"。当然，他是对的。

为自己制定一个阅读计划，让我们的心灵从他人的思想、主题、挑战和希望中得到滋养，最重要的第一步是安排固定的阅读时间，并且严格遵守。一旦这一步完成，我们就可以着手解决阅读计划中的另外两个问题：广度和深度。

广度和深度

即使是那些阅读量大的人，也有陷入刻板阅读模式的可能。有些人可能只读某类小说、特定类型的宗教典籍或仅限于某一类型的文学作品。就像我们的身体健康需要多样和均衡的饮食一样，我们的精神健康也依赖于多样化和平衡的"阅读饮食"，其内容应当包括优秀小说、自传/传记、日记、非小说类书籍、语录集、诗歌……以及当代和经典的宗教书籍。

优秀小说

除了我们通常喜欢的小说类型之外，阅读那些具有挑战性和能够开阔我们视野的其他类型书籍也是个不错的主意。畅销书榜单并不是这类阅读建议唯一的来源，事实上，今天它甚至可能具有误导性！布克奖、普利策奖和国家图书奖的获奖作品，以及好友的建议，可能是更好的选择。"你最近读了哪些好书？"这是一个很好的问题，可以问那些你尊重其文学品味和推崇高品质生活的朋友。

自传/传记

在《拉德克利夫传记系列》（*Radcliffe Biography Series*）的前言中，马蒂娜·S. 霍纳（Matina S. Horner）写道："优秀的传记不仅让我们窥见自己，也反映了人类的精神。传记揭示历史，通过榜样鼓舞人心，并激发想象力去探索生命的可能性。优秀的传记可以为我们树立终身的榜样。阅读他人的经历可以鼓励我们坚持不懈、勇敢面对困难，并为自身排解孤独。传记向我们展示了选择的重要性、个人愿景的力量，以及人类生活的相互依存。"

阅读像玛雅·安吉洛（Maya Angelou）的《我知道笼中鸟为何歌唱》（*I Know Why the Caged Bird Sings*）（Bantam 出版社，1971）、埃蒂·希勒苏姆（Etty Hillesum）的《中断的生命》（*An Interrupted Life*）（Pocket Books 出版社，1985）、纳尔逊·曼德拉（Nelson Mandela）的《漫漫自由路》（*Long Walk to Freedom*）（Back Bay Books 出版社，1995）、索尼娅·索托马约尔（Sonia Sotomayor）的《我心爱的世界》（*My Beloved World*）（Vintage 出版社，2014）、托马斯·默顿（Thomas Merton）的《七重山》（*The Seven Storey Mountain*）（Harcourt，Brace，and Jovanovich 出版社，1948）或苏莱卡·乔德（Suleika Jaouad）的《两个王国之间：被中断的生活回忆录》（*Between Two Kingdoms: A Memoir of Life Interrupted*）（Random House 出版社，2022），都证实了霍纳博士的评论。此外，阅读传记，如罗伯特·科尔（Robert Cole）的《多萝西·戴伊：一种激进的奉献》（*Dorothy Day: A Radical Devotion*）（Addison-Wesley 出版社，1987）或 A. N. 威尔逊（A. N. Wilson）的《克莱夫·斯特普尔斯·刘易斯的传记》（*C. S. Lewis: A Biography*）（Norton 出版社，1990），能让我们进入这些人物的世界，他们能够帮助我们超越自身有限的背景，以不同的方式看待生活。无论是自传还是传记，无论是当代的还是经典的，都可能

被我们忽视，因为我们更倾向于"有吸引力的、令人兴奋的阅读"。然而，一旦接触到这类书籍，我就意识到，真正的冒险在于深入了解另一个人的生活——特别是那些面对生活绝望却没有屈服于困境的人。

日记

日记是另一种记录人们生活轨迹和细微变化的载体。它们像传记一样，也可以滋养并激荡我们的内心。达格·哈马舍尔德（Dag Hammarskjold）的《标记》（*Markings*）（Knopf 出版社，1976）、凯瑟琳·诺里斯（Kathleen Norris）的《达科他》（*Dakota*）（Houghton-Mifflin 出版社，1992）、亨利·卢云（Henri Nouwen）的《杰内西日记》（*The Genesee Diary*）（Doubleday 出版社，1981）和托马斯·默顿（Thomas Merton）的《对话的誓言》（*A Vow of Conversation*）（Farrar，Straus，and Giroux 出版社，1993），带领我们进入一个地方，在那里我们能够逐步探索并从日常生活中寻找精神意义与个人的思想和反应。

日记帮助我们深入反思自己的内心世界，从而加深健康的自省感。此外，阅读他人的日记可以帮助我们远离病态和平庸的自我关注，激励我们走向世界，而不是被困在一个喜怒无常、自我沉溺的安全宁静的外壳里。

语录集和短篇反思集

多年前，纽约市有几家精致正宗的瑞典自助餐厅。那里的食物品种多样，品质也很好；但是现在它们消失了，取而代之的是整个城市里千篇一律的、品质平平的自助餐厅。事实上，不幸的是，这种单调乏味的自助餐厅随处可见。

类似的情景也可以在语录集中观察到。随着人们在情感和精神上愈发追求简便的方式，这类书籍也越来越多。因此，理解自己为何寻求这类合集的动机是收集繁多的语录集进行反思的重要因素。

如果目标是依赖这些书籍来滋养自己，那么不论选择的书籍多么优秀，阅读它们都可能使我们的精神生活变得相当肤浅。然而，如果将这些书籍视为探索不同心灵和思想的途径，并作为定期阅读计划的补充，其结果可能会带来非常有益的影响。

显然，选择适合自己的合集，以及将这类书籍纳入自己的阅读习惯中，同样重要。有许多优秀的语录集或短篇反思集可供选择。安东尼·德梅洛（Anthony de Mello）的《一分钟智慧》（*One Minute Wisdom*）（Doubleday 出版社，1986）、卡罗琳·沃纳（Carolyn Warner）的《最后的话语》（*The Last Word*）（Prentice-Hall 出版社，1992）及乔治·塞尔迪斯（George Seldes）编撰的《伟大的思想》（*The Great Thoughts*）（Bantam 出版社，1985）只是其中三本让我迅速想到的书籍，当然还有许多其他的选择。在书店花几分钟浏览一下最初感兴趣的书目，然后再决定购买哪一本，这总是一个不错的主意。

诗集

我们大多数人偶尔会在推特（Twitter，现更名为"X"）、社交媒体帖子或文章中读到一两行诗句。然而，像里尔克（Rilke）、玛丽·奥利弗（Mary Oliver）、阿曼达·戈尔曼（Amanda Gorman）、巴勃罗·聂鲁达（Pablo Neruda）、格温多林·布鲁克斯（Gwendolyn Brooks）或爱德华·埃斯特林·坎明斯（E. E. Cummings）等的诗歌，可以突破我们固有的生活视角，让我们获得新的观点，并与我们内心深处那些重要却常常被遗忘的情感产生共鸣。

诗人通过独特的语言和韵律，找到了表达和分享他们独特视角的方式，如果没有他们，我们可能永远看不到这些。诗歌能减慢岁月流逝，重新构思和想象空间与地点，唤起我们对生活中平凡与非凡之处的思考。

宗教书籍

那些旨在帮助我们更深入地理解自身与超越个体生命的存在之间联系的书籍显然是非常重要的。而超越自身所属的传统，去阅读其他宗教传统的书籍也很有启发性和激励性。（Wicks，1998，pp. 63-67）

如果我们以结构化的方式去阅读，并注重时间、广度和深度，那么阅读就可以从许多方面对心理和精神进行滋养。正如科特勒在谈到临床医生的阅读习惯时特别指出的：

> 弗洛伊德（Freud）从陀思妥耶夫斯基（Dostoyevsky）、索福克勒斯（Sophocles）和莎士比亚（Shakespeare）的小说，以及穆勒（Mill）和尼采（Nietzsche）的哲学中找到了他的理论灵感。与其说是他接受的正规医学训练，不如说是他对《李尔王》（*King Lear*）、《哈姆雷特》（*Hamlet*）、《俄狄浦斯王》（*Oedipus Rex*）和《卡拉马佐夫兄弟》（*The Brothers Karamazov*）的阅读，构成了他的理论基石。弗洛伊德（Freud）首先是一位整合主义者，他能够借鉴诗人、雕塑家、神经学家、哲学家、剧作家和他的患者的智慧，创造出一个统一的人类世界愿景。（2022，p. 35）

在这方面的最后一个建议是，在阅读之后留出时间进行反思。如果某些段落对于保持正确的人生观和希望确实很重要，你可以在书上画线标记，甚至将它们抄录下来。以便于你回顾和分享这些内容，并与朋友和同事进行讨论。

友　谊

除了阅读，自我关怀的另一个关键是拥有一个全面的朋友圈。人类学家玛格丽特·米德（Margaret Mead）曾指出"人类最古老的需求之一是当你晚上不回家时，有人会关心你在哪里"（Meade，出处不明）。长期以来，心理学一直强调人际关系是健康和幸福的重要因素。正如贝克（Baker）在其关于心理学家自我关怀的书中所指出的那样：

> 为了在与他人的关系中关爱自己，我们必须积极培养与伴侣、孩子、原生家庭、朋友和同事的关系。而与我们的直接关系圈之外的人建立联系关系也同样重要。参与社区组织可以帮助我们感受到与更大整体的连接。关系的质量比数量更重要。在我们的工作和生活中，最好的关系是那些我们能够在其中尽可能展示真实自我的关系。（2003，p. 127）

对于所有主要的精神传统来说，"社区"也是一个重要的元素。然而，正如贝克（Baker）所指出的，社区中的人是谁，与我们意识到自己应成为社区一员同等重要。正如心理学家和灵性作家亨利·卢云（Henri Nouwen）所认识到的那样：

> 当这些关系使我们真正成为这个世界共同生活的一部分时，我们能够忍受很多身体上甚至精神上的痛苦。但当我们感到与人类大家庭隔绝时，我们很快就会失去信心。（1981，p. 33）

缺乏亲密朋友可能也会对身体造成影响：

> 来自杜克大学的雷德福德·威廉姆斯（Redford Williams）

博士追踪了近 1400 名进行冠状动脉造影检查的男性和女性患者，发现他们至少有一条冠状动脉严重堵塞。五年后，未婚、没有亲密知己的人比已婚或有一个或更多知己的人或两者兼有的人，死亡风险高三倍以上。（Domar & Dreher，2000，p. 213）

在我（RJW）的工作及与他人合作的经验中（Wicks & Hamma，1996；Wicks，1992），我发现要使朋友圈变得丰富，至少需要四种"类型"的朋友或"声音"存在（因为一个朋友在我们生活的不同阶段可能扮演不同的有益角色）。他们分别是先知、支持者、幽默者和引导者。通过在生活中拥有这些"声音"，我们更有可能保持洞察感、开放性和平衡感。下面简要描述每一种角色。

先知型

帮助我们保持平衡感和开放性的第一种声音，我称之为"先知"。与人们想象的可能相反，先知型的朋友并不需要在外表或行为上有别于我们身边的其他人。真正的先知之声常常是安静、短暂的，但却是强大的。他们过着一种诚实、勇敢的生活，以真理和同情为指导。他们努力践行真理，无论是否意识到，他们都遵循甘地的建议，即让我们每天早晨第一件事就下定决心：我不会畏惧世间上任何人，我只敬畏上帝；我不会对任何人怀有恶意，我将用真理战胜虚伪，在抵抗虚伪的过程中，我愿意承受一切苦难。

先知传递的信息常常涉及不适或痛苦，这并非自虐的痛苦，而是真实的痛苦。他们通常不会直接制造冲突。相反，就像非暴力运动的领袖一样，他们"仅仅"是为冲突创造舞台。正如马丁·路德·金（Martin Luther King）所说："我们这些从事非暴力直接行动的人并不是紧张局势的创造者。我们只是把已经存在于暗处的紧张局势带到表面，把它摆在公众面前，让人们看到并采取措施。正如那种只要被遮盖就永远不能治愈，唯有张开以让空气和光线自然治愈的疖子一样，不公正必须在人类良知的光明和国家舆论的空气下暴露出来，才能被治愈。"

在我们的生活中，拥有一个先知从来都不是容易的。尽管我们或许相信，先知带来的最终结果对我们是积极的，但我们中许多人仍然会回避先知性的信息，并愿意赞同亨利·梭罗（Henry Thoreau）的观点："如果你看到有人要来给你施恩行善，就快逃命吧！"然而，为了避免痛苦而寻求安慰，可能意味着我们将错过真正有价值的机会，错过真正的生活。我们只是存在，最终死去，却从未真正活过。先知告诉我们这样一个事实：无论涉及快乐还是痛苦都不重要，唯一重要的是我们寻求和践行"真理"，因为只有它能使我们自由。

在这个过程中，先知促使我们审视自己的生活方式，让我们反思：每天在形成态度和采取行动时，我们究竟听从的是哪些声音？

支持者型

具有讽刺意味的是，关于友谊，我可能会提出一个最具争议的建议：我们都需要"啦啦队长"。有些人可能会说，拥有这种类型的朋友可能会带来自恋和否认的风险。然而，为了平衡先知型声音的影响，我们也需要生活中有某些人毫不保留、热情洋溢且无条件地接纳我们。先知型声音可能会引起适当的愧疚感，以打破我们否认的外壳，但是愧疚感并不能长久地支撑我们。愧疚感会推动我们去做正确的事，因为那是对的；而爱能鼓励我们去做对的事，这是自然而然的。

我们不能单打独斗。我们需要支持来平衡孤独。正如我们需要那些难以听到的批评和反馈一样，我们也同样需要鼓励和接纳。当缺少那些愿意鼓励我们、清楚地看到我们才能的人，尤其是在人际交往过程中，因对方提出的不切实际的要求及我们自己对自我的过高期望而濒临崩溃时，倦怠总是会悄然滋生。因此，尽管拥有充满支持的朋友可能看起来像是一种奢佟，但不要误解——这是一种绝不可轻视的必需品。在时间的"人际道路"上，有许多善意助人者试图在没有这种支持的情况下艰难前行。鼓励是一种礼物，在当今这个充满压力、焦虑和复杂性的世界中，它应当被加倍珍惜。因为参与和倦怠同源，参与的过程本身就可能会产生倦怠。参与就是冒险，而在没有坚定支持的朋友陪伴下冒险，是不明智且危险的。

幽默者型

当歌手兼活动家琼·贝兹（Joan Baez）被问及她对托马斯·默顿（Thomas Merton）（一位冥想者、修士和作家）的看法时，她提到的一件事是，他与她在旅行中遇到的许多虚伪的导师不同。她说，尽管默顿在生活中认真对待重要的事情，但他并不太把自己当回事。她还提到，他知道如何在各种情况下发笑，特别是笑自己。幽默者帮助我们学会自嘲，避免因为不切实际的期望而导致情绪疲劳。这些期望包括希望人们总是听从我们的指导，或者感激我们为他们所做的事情。这种类型的朋友帮助我们重拾和保持正确的观点（这样我们就不会把宝贵的精力浪费在不必要的事情上）。这确实是一种我们应该感恩的礼物。

引导者型

到目前为止，上述提到的三种朋友都是社交圈子中必不可少的组成部分。先知型增强了我们的专注感，支持者型慷慨地给予我们所需的支持，幽默者型鼓励我们保持正确的观点。与这三种朋友相辅相成的是一群被称为"精神导师"的人。这些引导者仔细倾听我们，不将"表面内容"（我们说和做的事）等同于"总体内容"（我们实际意图加上我们的陈述和行动）。相反，他们搜索和寻找我们与我们所分享的细微差别，帮助我们揭示一些潜意识中指导我们生活的"声音"，尤其是那些使我们犹

豫、焦虑、恐惧和固执的声音。(Wicks，1992，pp. 96-111)

要确定这些声音在我们的生活中是否存在，以及它们是如何存在的，可以提出几个问题或进行相关描述，以进一步了解我们朋友圈的组成情况：

- 我是否有可以让我毫无保留地做自己的朋友？
- 我最看重哪种类型的朋友？为什么？
- 我认为友谊的主要品质是什么？
- 列出并简要描述现在我生活中的朋友。
- 描述那些已经不在我身边或者已经去世但对我生活产生过影响的朋友。他们为什么对我的生活产生如此大的影响？
- 在我的朋友圈中，谁是我的个人英雄或榜样？
- 谁是我生活中的先知？换句话说，谁会让我思考：我在生活中回应的是哪些声音？
- 谁帮助我更清楚地看待我的人际关系、人生使命和自我形象？他们是如何做到的？
- 谁通过赞美和关怀真诚地鼓励我？
- 当我过于专注或沉浸于自身时，谁会以开玩笑的方式帮助我获得新的视角？
- 作为朋友，我何时会扮演不同的角色（如先知、支持者等）？人们如何接受这种互动？(Wicks，1997，pp. 69-70)

拥有一个健康、平衡的朋友圈有助于预防压力并促进个人及职业成长，这是一个显而易见的事实。重点在于通过聚焦该领域，我们可以极大地提升那些鼓励性、挑战性和指导性的友谊在我们生活中所发挥的作用。我们是社会性生物，我们需要彼此。

通过对自我关怀方案的每一个元素（如阅读和友谊）加以发展，我们可以创造一幅包含丰富多彩的活动和方法的画卷，以促进自我理解和成长。不过，首要任务是创建一个足够广泛的纲要，包括个人设计的自我关怀方案的各个要素，这些要素要充分考虑到个人的需求、工作、家庭生活、性格风格和人生阶段。为此，本章最后提供了一个建议的格式（临床工作者自我关怀方案问卷），作为你制定自我关怀方案的起点。它将帮助你在继续从事最具挑战性和最有意义的职业之一（临床工作者）的过程中，确定哪些因素能给予你支持、提出挑战并给你提供新的视角。

临床工作者自我关怀方案问卷

请注意：此材料仅供个人使用。有些人回答问题时往往比较仓促、简略，且常常过于笼统。尽管这种回答方式很自然，但它会限制您通过填写这份问卷来全面了解自己当前的状况以及您计划制定的个人目标的可能性，从而难以制定出一个既现实又适当平衡且丰富的自我关怀方案。因此，在准备这份个人设计的方案时，您对这些问题的回答越清晰、具体、完整、富有想象力且现实，这些材料在整合到您的日程安排中时就越有用。

1. 请列出你现在正在实施的健康营养饮食习惯。

2. 有哪些具体、现实的方法可以改善你的饮食或饮酒习惯？

3. 你目前坚持的身体锻炼是什么，每周安排在什么时间？

4. 你希望在锻炼时间、频率和种类方面做出哪些变化？

5. 现在你的日程安排中有哪些时间段用于反思、静默、冥想、短暂休息独处、集中注意力和个人总结？

6. 鉴于你的性格、家庭生活和工作情况，你希望如何调整日程，使其更有目的性和更平衡，以便更好地处理那些在独处或安静时期出现的重要事项？

7. 你目前的阅读量、阅读类型、阅读深度和广度情况如何？

8. 你想采取什么措施来增加阅读、研究和继续教育的多样性或深度？

9. 以下是你之前未提及的非工作日程中的活动列表。请同时注明这些活动的频率和时间，并写下你认为能够进一步丰富你个人或职业生活的日程调整，以及这些调整可能对你的家庭、同事和整体社交网络产生的积极影响。

- 度过闲暇时光
- 配偶/伴侣
- 孩子
- 父母
- 家庭成员
- 朋友
- 看电视
- 参观博物馆
- 运动
- 观看音乐会/剧院表演
- 听音乐
- 徒步、骑行、散步或游泳
- 与家人和朋友通电话或拜访他们
- 爱好（园艺、收集硬币等）
- 外出吃晚餐
- 购物
- 去图书馆、书店、咖啡店
- 给朋友发电子邮件
- 性生活
- 写日记
- 继续教育
- 度假
- 外出度过一个长周末

- 冥想/反思/坐禅
- 参加宗教仪式
- 悠闲地泡澡
- 按摩
- 未列出的其他活动；

10. 你如何处理强烈的情绪（如愤怒、焦虑、过度悲伤、困惑、恐惧、情绪高涨，或因个人、性、金钱或权力方面的满足感而想要违反界限的欲望）？

11. 你的日程中定期进行这种情绪处理的时间是什么时候？

12. 你希望采取哪些措施来改变目前进行自我分析/总结的程度和方法？

13. 生活中有哪些人是你人际关系中的支柱？

14. 你认为你的朋友圈中缺少什么？

15. 你希望采取哪些合理的措施来拥有更丰富的社交网络？

16. 你目前的睡眠或休息习惯是怎样的？

17. 如果你没有得到足够的睡眠或休息，你有哪些现实的方法来确保你获得更多的睡眠和休息？

18. 你每天在社交媒体上花费多少时间？这段时间对你在与他人建立联系方面有帮助？还是让你精疲力竭？抑或是两者兼有？

19. 对你来说，花时间在户外、与大自然接触有多重要？

20. 如果你接触大自然的时间有限，你如何找到方法在一天中有意识地到户外待上片刻？

注：这只是问卷的部分内容。你可以自由地补充、分析和制订计划，以改善和整合自我关怀的其他方面。同时，建议定期回顾你的答案，看看改变的阻力是什么，以及你如何通过新的、富有创造力的方式独自或在朋友、同事、导师、专业咨询师或治疗师的帮助下应对这些阻力。

第三章
身心自我调整：独处、静默和正念

孤独表达了独处的痛苦，孤寂彰显了独处的荣耀。

——保罗·田立克（Paul Tillich），哲学家和神学家

要是你像他人错过火车一样错过自身的生活，那会怎么样呢？

——沃克·珀西（Walker Percy），医生兼小说家

正念即是活着，且用心去扩展视野。

——玛莎·莱恩汉（Marsha Linehan），

《此刻》（*This One Moment*）

K. S. 林恩（K. S. Lynn）在作家欧内斯特·海明威（Ernest Hemingway）的传记中提出了以下观点：

正如《太阳照常升起》（*The Sun Also Rises*）中的一段重要演讲所揭示的那样，詹姆斯（James）在《奉使记》（*The Ambassadors*）中一篇著名演讲的内容同样给海明威留下了深刻的印象。"听着，杰克。"罗伯特·科恩（Robert Cohn）在第二

章中说，"你有没有过这样的感觉，你的生命在流逝，而你却没有好好利用它？""你有没有意识到，你已经活了将近一半的时间了？"科恩在格洛丽亚尼美丽的巴黎花园里向小比勒姆（Bilham）倾诉自己的心声时，用更随意的语言重复了詹姆斯笔下的兰伯特·斯特雷瑟（Lambert Strether）的话："尽情地生活，不这样做是错误的。只要你有自己的生活，做什么并不重要。如果你连生活都没有，那你还拥有什么？"（1987, pp. 328-329）

拥有"生活"远不止是没有负面事件或最小化负面事件。尽管所有压力的来源都不能（或许也不应该）被预防，而压力对临床工作者的影响并不一定是完全负面的。我们需要足够的压力让我们早上从床上爬起来，但又不能压力过大让我们整天赖在床上。压力是生活的现实。事实上，即使在痛苦中——甚至可能是因为经历了痛苦——当一个人对自己的生命有了意义感，那么他就有可能对生命中受欢迎和不受欢迎的方面及其所蕴含的一切产生强烈的感激之情。如果临床工作者能够保持清醒的头脑和健康的视角，他们就有机会在经历压力后变得更加富有同情心、同理心、智慧，并对职业更加投入。健康的视角可以让人在痛苦中找到意义，而不会将痛苦正常化或（更糟的是）美化。

例如，在索马里遭受毁灭性饥荒期间，一位在当地工作的医生曾被美国全国公共广播电台（NPR）的一名记者问到这样一个问题："医生，你怎么能忍受这些大屠杀？老人像苍蝇一样死去。小孩的死亡人数如此之多，以至于你们把他们像柴火一样堆在角落里，而不是立即埋葬他们。你们怎么受得了？"（你可以从这位记者的声音中听出他的痛苦）医生停了下来，转过身对采访者说："当你在美国的电视上看到这种恐怖场面时，你会不知所措，不是吗？"这位记者点了点头，医生接着说："嗯，我们国内的人也会感到同样哀痛，但有一点不同。"记者难以置信地问："什么不同？"医生轻声回答："只要你在结交朋友，就永远不会失去希望。"

　　与医生和其他护理人员一样，临床工作者如何看待自己的工作、白天发生的事件，以及他们在工作中遇到的人，决定了他们的心态。有关独处、静默和正念的文献可以教会临床工作者保持一种心理学的视角。考虑到这些益处，如果仅仅因为不熟悉新的理论和临床进展而无视这些信息，那就太愚蠢了。

　　正如科佐利诺（Cozolino）在《治疗师的养成》（*The Making of a Therapist*）一书中所指出的那样：

> 　　与其他职业不同，一名称职的治疗师需要探索自己的内心世界和个人想法。当我们开始接受培训时，我们同时踏上了两段旅程：一段是向外探索专业世界，另一段是向内探索自己的心理迷宫……多年来，我遇到过许多渴望成为治疗师的学生，但他们封闭了自己的内心世界。他们试图保持"高高在上"，以回避自己的感受和情绪。在与这些学员交流时，我常常感到悲伤，因为我能感受到他们渴望与外界隔绝背后的痛苦。不幸的是，这种将情感理性化的防御机制既阻碍了个人成长，又阻碍了良好治疗能力的发展。对于大多数心理治疗专业的学生来说，首要的挑战不是掌握学术知识，而是鼓起情感上的勇气，通过建立内心的空间来认识自我。在探索内心世界的过程中，我们越是无所畏惧，我们的自我认知和帮助求助者的能力就越强。
> （2021，p. xvii）

　　Visvas 是一个梵语单词。从字面上翻译，它的意思是"信任、自由呼吸、无所畏惧"。在临床工作和人际交往中，为自己、同事和患者提供以这种内在心理空间为标志的接触，可以让一切变得不同。无论这种方法是基于我们的视角、态度、人生观，还是更具包容性的术语"内心生活"，这都无关紧要。

一些人认为，"内心世界"或"内在生活"是非批判性自我意识、简单、自由和真理得以蓬勃发展的地方。在这里，人们可以体验并满足内心深处的需求。这些需求包括：

- 在瞬息万变的文明中对永恒的需求；
- 在喧嚣中对宁静的需求；
- 面对无法置信的贪婪时对无私的需求；
- 在炫耀财富的环境中对清贫的需求；
- 在一个行动的世界里对沉思（或正念冥想）的需求，因为如果没有沉思，行动就有可能变成单纯的躁动；
- 在一个满足于娱乐和哗众取宠的世界里，对交流的需求；
- 在当今频发暴力事件的情况下，对和平的需求；
- 在日益盛行的对数量的追捧中对质量的需求；
- 在权力与科学的傲慢中对谦逊的需求；
- 在一切被理性化或机械化的情况下对人类温暖的需求；
- 对归属小群体的需求，而非融入人群；
- 对慢节奏的需求，以弥补当下对速度的渴望；
- 当政治演讲，有时甚至是宗教演讲中的言辞被歪曲时，对真理的需求；
- 当一切都显得不透明时，对透明度的需求。
- 是的，对内在生活的需要。（Dubois，1983，pp. 273-274）

"内在生活"包括那些为我们提供内在力量、健全态度及诚实或透明感的心理因素或图式。不同的心理学方法、无神论哲学（如佛教）和世界灵性强调了不同的方法。然而，当我们全面审视这些方法时，无论采用何种方法，有三个主题似乎都能引起共鸣：独处、静默和正念。对于那些认为寻求更多平衡和深度至关重要的人来说，这代表的不仅仅是技巧和时机。几年前,我(RJW)在一次例行访问中,从一位导师那里亲身体会到了这一点。

与他谈话能帮助我保持清醒的头脑。当时,我(就像现在一样)正在帮助其他医疗专业人员面对他们自己的挑战、黑暗、压力和变化。正如人们所预料的那样,帮助他们面对自身的继发性压力、焦虑、绝望和黑暗时,对我来说在心理上也是危险的。我的这位导师深知这一点,他叫我不要退缩,而是要更深入地探寻自己的生活。我认为,以下关于我们两人之间互动的反思清楚地说明了这一点:

> 几个月前,在一个阳光明媚、天气晴朗的冬日,我们漫步在弗吉尼亚的乡间。当我们沿着谢南多厄河的日常路线走到一半时,他突然对我说:"我觉得现在是你更认真对待自己(内心)生活的好时机。"
>
> 虽然当时我觉得这句话非常准确,但后来我想,为什么我没有对此做出更多防御性的反应呢?毕竟,近两年来,我每隔六周左右就会驱车一个半小时去看他。我真的觉得自己一直在投入大量的时间和精力,向生活中更深层次的因素敞开大门。所以,我的自然反应很可能是:好吧,你认为我一直在做什么?
>
> 然而,我认为他的评论时机恰到好处、准确无误,加上我对我们之间关系的信任,让我对他的话有了截然不同的看法。我立刻感觉到,他想告诉我,是时候更自由、更深入地去探索生命中真正重要的东西了。(Wicks, 1997, p.3)

更具体地说,我(RJW)认为他的意思是,我需要参与三方面的行动,以澄清:①我作为照料者为其他医务工作者提供专业服务的意义,以及为我的个人生活提供主题和目的的意义;②我如何能够继续以专业而深具同情心的方式照顾他人;③我如何通过创造性的、崭新的、严谨的和简单的方式来真正培养我自己的内在生活——在这里我们可以根据最近的心理学和经典的非神学方法将其称为正念。

经过反思我意识到，要做到这一点，我需要更加留意那些我曾鼓励过别人去做的事情。换句话说，我需要诚实地认识到：

- 我们为太多的事情烦恼；
- 个人生活/日程安排的变化不应该仅仅被视为是破坏性的；
- 安静的冲动、节奏和抵触情绪似乎越来越多地支配着我们的生活，消磨着生活的新鲜感；
- 我们越来越多地使用"一旦发生这种情况"（我的孩子们大学毕业了，我那些充满挑战的患者感激我试图帮助他们完成的事情）的应对哲学；
- 我们越来越多地渴望生活更简单，并为此做着白日梦，却没有采取任何行动来实现这一目标；
- 我们对待来访者的健康方式与对待自己的方式之间存在很大的脱节；
- 我们未能撤回自己的投射，同时也未能以非评判、富有同情心的态度接触自己所察觉到的一切——特别是我们称之为"负面"的那部分；
- 我们大部分时间要么沉溺于怀旧的回忆中，要么沉浸在对未来的幻想中；
- 独处的时间似乎只为我们提供了反刍、怨恨、担忧、气馁、失落、无聊或困惑的机会，而不是通过一些关于如何保持正念的指引所带来的新生；
- 过多的时间被浪费在琐碎的事情上（名望、金钱、权利、声誉、安全和享乐），而生活中基本的、简单的快乐却被忽视或难以捉摸；
- 对真正美好事物的热情和承诺，以及与那些有困扰但尽力而为的人一同走在人生道路上的敬畏与荣幸，在某些或许多情况下，已被对治疗过程的机械性关注所取代；

- 对耐心和节奏的尊重被匆忙、急于求成和"最终到达"（不管这意味着什么）的需求所取代；
- 一些潜在的正念和冥想时间（例如排队等候时、会议取消时、轻微生病时）并没有作为安静、反思和和平时光的自发机会被利用；
- 对生命节奏的尊重似乎不存在，生活的"变调"总是令人讨厌；
- 与患者相处的时间或日常工作结束后，反思、总结自身和从所有消极和积极的转移反应中解脱的时间被视为一种奢侈，因为我们的日程安排繁忙紧凑，渴望尽快回家；
- 过去的"幽灵"闯入我们的平静与快乐时，我们并没有将其看作会为我们的成长提供宝贵信息的"老师"；
- 在反思的过程中，我们会受困于傲慢（投射）、无知（自我谴责）或沮丧（需要立即满足）的态度，而不是对自己的天赋、成长空间和心理弹性充满好奇心；
- 我们没有珍视我们的天赋，没有把它们看作是服务他人的途径，而是忽略这些天赋，把赞美当作耳旁风，把负面反馈当作雷声；
- 我们所提供的治疗不再新鲜，照本宣科的句子和老掉牙的故事成了惯例；
- 我们的健康和对生活的热爱往往不再能感染我们的患者；
- 在我们的生活中，很少有活动不是竞争性的，或是为了利益，以求增加自身的安全感，或是为了逃避现实，让自己麻木；
- 我们已经忘记了勇气和透明度在治疗和生活中的重要作用；
- 在我们眼中，真正真诚、尊重自己的愿望已经失去了它的伟大。

倘若我们认识到这些要点的重要性，我们就能塑造一个更深刻、更有韧性的自我。然而，要做到这一点，我们还需要对前面提到的三个通往内心生活的关键途径有更广泛的认识。其中，我认为欣赏静默和独处的价值尤为重要。

静默与独处

近来，由于英国精神病学家安东尼·斯托尔（Anthony Storr）的研究，静默和独处的价值因其纯粹的心理价值而得到了更广泛的认可。在其经典著作《论独处》（*On Solitude*）中，他写道：

> 现代心理治疗师，包括我自己，都把个人在平等条件下建立成熟关系的能力视为他们情感成熟的标准。除少数例外情况，心理治疗师通常忽略了这样一个事实，即独处的能力也是情感成熟的一个方面。（1988，p. 18）

他在书中以海军上将伯德（Byrd）为例，说明了他是一个寻求独处的人。伯德很欣赏独处的价值及其带来的静默，这是他个人经历的重要组成部分。回想起 1934 年冬天他独自进行的南极探险，伯德写道：

> 除了气象和极光工作，我没有其他重要的目的……确实什么目的都没有。我只是想一个人去充分体验那种经历，想要独处一段时间，想要长时间享受和平、宁静和孤独，去发现它们到底有多美好……我想要的不仅仅是地理意义上的隐私，我想要把根扎进某种能够滋养心灵的哲学中……我确实带走了一些以前没有完全拥有的东西：对生命纯粹美丽和奇迹的欣赏，以及一套谦卑的价值观……文明并没有改变我的观念。我现在活得更简单，也更平静。（1938/1995，pp. 7，9，62-63）

在《孤独的呼唤：独处于依恋的世界》(*The Call of Solitude: Alonetime in a World of Attachment*)一书中，心理学家布赫霍尔兹(Buchholz)回应了斯托尔(Storr)的评论和伯德(Byrd)的思考，他写道"我们生来就希望并需要独处的时间和空间来处理周围的刺激。同时我们也很快学会了陶醉并渴望那些充满依恋和联系的时光"(p. 49)。在这方面，她还参考了梭罗(Thoreau)在《瓦尔登湖》(*Walden Pond*)的生活实验：

> 在我们的社会中，很少有人尊重所选择的独处时间的神圣性。甚至在一本专为独处者讲述如何让自己有足够陪伴的俏皮书中，作者芭芭拉·霍兰德(Barbara Holland)也嘲笑亨利·戴维·梭罗(Henry David Thoreau)的独处时间，因为他从未远离人类社区。然而，人们忽略的一点是，梭罗在那段时间选择了颠倒常规人对独处的优先次序，并不是完全放弃与人的情感联系。1845年7月4日，梭罗做出了著名的自主行动，搬到了马萨诸塞州康科德的瓦尔登湖，他希望那里会是一个安静的地方。他写道："每个早晨都是一个愉快的邀请，让我的生活和大自然一样简单，不妨说，同样纯真。"他去那里审视自己的生活，并寻求保护，以免受工业文明的污染。梭罗和他的朋友拉尔夫·沃尔多·爱默生(Ralph Waldo Emerson)都相信自然的治愈力量，害怕社会需求的强加于人会使人们偏离真正的生活道路。然而，这两个人都不是反社会或自私的。例如，他们都关心追求人民的权利，都反对奴隶制。也许是因为梭罗回应了自身的参与需求，《瓦尔登湖》代表了从日常生活的沧桑中成功地进行了一次浪漫的撤退。(1997, pp. 190-191)

心理学家艾伦·贝克(Ellen Baker)在她关于心理学家自我关怀的书中也谈到了独处主题，但她的关注点非常实际。

有意识地在一天中的不同时间段安排自我时间是一种很有价值的自我关怀实践。齐格勒（Ziegler）和卡纳斯（Kanas）（1986）建议卫生保健专业人员"留出一个小时作为'不可侵犯'的时间，放松、散步、跑步、冥想，或以其他方式把它们组合起来"（p.180）。尽管工作日程可能令人感到压力重重，蔡司（Zeiss）（1996）谈到了她的目标，即继续在周末为自己和她的心理学家丈夫留出所谓的"神圣时间"……我们也可以借鉴宗教和冥想的做法。例如，贵格会（或称公谊会）有一个"静观"的传统，目的是与自我和更大的整体建立联系。（2003，p.63）

世界灵性的贡献

正如贝克（Baker）所认识到的，从精神的角度来看，早在斯托尔（Storr）、布赫霍尔兹（Buchholz）及其他精神病学家和心理学家积极地描述静默和独处之前，所有的主要宗教都指出了抽出时间从活动中退隐的价值。独处不仅被视为一种精神训练方式，还被承认具有内在的挑战和益处。这一观点在当代精神领域的杰出人物的著作中得以延续。例如，天主教灵修作家亨利·卢云（Henri Nouwen）（顺便一提，他也是一位心理学家）在其著作《心灵之道》（*Way of the Heart*）中指出，静默和独处是实现转变的熔炉。（Nouwen，1981）

当代佛教作家索甲仁波切（Sogyal Rinpoche）在其著作《西藏生死书》（*The Tibetan Book of Living and Dying*）中，将这种静默期称为"冥想"。他指出，放慢我们的生活节奏至关重要。我们需要确保自己有时间停下来、呼吸、放慢脚步，观察习惯和冲动是如何悄无声息地扼杀我们的。他写道：

我们已经被训练得很"完美"了……被训练得嫉妒，被训练得执着，被训练得焦虑、悲伤、绝望和贪婪，被训练得对任何刺激我们的事情做出愤怒的反应。我们被训练到这样的程度，以至于这些负面情绪会自然而然地产生，甚至不需要我们试图去激发它们……

然而，如果我们在冥想中将心灵投入到从幻觉中解脱出来的任务中，我们会发现，通过实践、耐心、自律和正确的训练，我们的心灵就会开始自我解脱。（2020，p.58）

他接着写道：

学会冥想是你这一生能送给自己最好的礼物。因为只有通过冥想，你才能踏上发现自己真实本性的人生旅程，从而找到生存和死亡之旅所需的稳定和自信……我们一生都活在激烈而焦虑的斗争中，活在速度和侵略的旋涡中，活在竞争、攫取、占有和成就中，永远被无关紧要的活动和当务之急所累。冥想恰恰相反。（Rinpoche，2020，p. 57）

东正教拉比·阿耶·卡普兰（Rabbi Aryeh Kaplan）在其著作《冥想与卡巴拉》（*Meditation and Kabbalah*）一书中表达了对冥想的积极看法。他将冥想与许多来源联系起来，指出 18 世纪末和 19 世纪初是冥想最流行的时期。他还提到世界上不同宗教中都有类似的冥想技巧，并指出，在犹太教中，所有信奉犹太教的人都缺乏对这种冥想传统的认识：

随着 18 世纪哈西德运动的传播，一些冥想技巧变得更加流行，尤其是那些以正式祈祷仪式为中心的技巧。这在布列斯洛夫的拉比·纳赫曼（Nachman）（1772～1810）的教导中达到了顶峰。他用大量篇幅论述了冥想，并开发了一套可供大众使用的体系。然而，正是这个原因，拉比·纳赫曼的教义遭到了许多强烈的反对。

无论是用希伯来语还是英语讨论冥想，其中一个问题是用来表达各种"专业"术语的词汇非常有限……

许多人（还）对犹太传统中包含一种正式的冥想系统表示惊讶，至少在其外在表现形式上，这种系统确实与某些东方系统相似。这种相似首先在《光明篇》（*Zohar*）中被注意到。该书承认东方体系的优点，但警告人们不要使用它们。

事实上，不同体系之间的相似性只是反映了技巧的准确性，这主要是一种精神解脱技术。其他宗教使用这种方法的事实，与他们也进行祈祷和崇拜的事实没有更多的关系。这并没有使犹太教的礼拜和祈祷失去任何意义或独特性，冥想也是如此。从根本上说，冥想是一种将自己从物质本性的束缚中释放出来的技巧。至于如何去做，则取决于所使用的系统。（Kaplan，1982，p. 3）

正念与冥想

无论一个人是否相信宗教，无论是佛教徒、穆斯林、犹太教徒、基督教徒、印度教徒，还是有其他宗教身份的人，当谈论静默、独处或正念冥想时，我们都认为这些对自身很有帮助，尤其是对我们临床工作者而言。正念，可以简单地定义为"对自己的经历不加判断的瞬间觉察"（Davis & Hatyes，2011，p. 198），它为我们提供了一种补充自我和保持观点的方法，对于临床工作者来说，无论是在治疗空间内部或外界，它都是一种有用的技巧。

例如，前禅宗僧侣克拉克·斯特兰德（Clark Strand）撰写了《木碗：日常生活的简单冥想》（*The Wooden Bowl: Simple meditation for Everyday Life*）一书。他指出，即使你不再执着于某种宗教或哲学意识形态，也要抽出时间进行冥想。书中写道：

> 我首先想要的是找到关于我们是谁及我们应该如何生活的简单真理……我问了自己一个问题：有没有一种方法能让人们放慢脚步，体验当下的自己、生活和其他……（冥想）唯一的要求就是你愿意保持初学者的状态，放弃达到任何专家的地位。换句话说，它要求你对自己正在做的事情保持一种轻松和友善的精神。这听起来没什么特别的，但很有效。（1988，pp. 2-3）

在赞扬正念的价值时，斯特兰德继续阐述了他认为这种练习会为我们所有人带来的益处：

> 也许你曾有过这样的经历。在一个周六的早晨，你精神焕发地醒来。你的头脑很清醒，但还没开始思考怎样度过这一天。阳光洒在院子里，你的四周满是清新的晨光。这种觉醒无须努力就能维持下去。除了休息充沛、准备好迎接新的一天的感觉外，你可能甚至都没注意到它。
>
> 冥想的体验就是如此。当你冥想的时候，你并不试图获得任何特殊的体验。你只是单纯地保持清醒。重复数完从一到四的呼吸，数分钟后，你会开始感到一种清晰的空间感，这种感觉围绕着你数的每一个数字。这种体验并不是以获得某种特定感受为目标。这种感觉有点像有足够的空间去思考，有足够的空间去活动和呼吸，或者只是单纯地"*存在*"。（Strand，1988，p. 96）

那么，我们应该如何做呢？从时间成本和打破自身幻想的角度来看，付出的代价是什么？又有哪些益处使我们做出的这些努力是值得的？

我们必须能够听到自己内心的声音，而不仅仅是那些焦虑、恐惧和消极的声音。这些声音充斥着我们的家庭、课堂、娱乐场所（在个人实践中）等外部世界，甚至主导着我们的礼拜场所！但在当今繁忙的现实生活中，我们何时何地能够找到这样一个空间去倾听内心的声音？此外，鉴于缺乏经验，我们将如何以一种焕然一新的方式去度过这段独处的时间呢？我们不想让这段独处的时间被用于情绪化的内省，或用于报复性地沉思我们在生活中是如何被折磨的。

如果我们不是带着责任感，而是把它当作一个回归自我的时间来对待，它肯定会给我们带来好处。它将成为一个充满慰藉、重新评估和平和的温柔之地。在沉默和独处中度过的时间会对我们产生以下积极影响：

- 让我们对自己的生活和所做的选择有更清晰的认识；
- 提升崇尚简约的态度；
- 增加我们的谦卑，帮助我们避免不必要的傲慢，让我们有时间审视我们所采用的自我防御机制和那些小心机（这些通常在安静的时候出现）；
- 让我们更自洽；
- 减少对他人支持的依赖；
- 让我们认识到自己的愤怒、权利、贪婪和懦弱（给我们机会平静地去回顾一天的活动和我们对它们的反应）；
- 保护好我们内心的那团火焰，这样我们就可以在伸出援手时不会被负面的东西击垮；
- 帮助我们接受改变和失去；

- 让我们对生活中的冲动时刻更加敏感；

体验爱和接纳的重要性（这是沉思生活的成果），并承认谴责自己和评判他人是一种愚蠢和浪费的行为；

让我们倾听能够反映出真实精神内心的温柔声音，帮助我们去尊重这种需要花费时间从而加固我们内心空间的需求，这样我们就可以对他人的存在更加敏感。

> 换句话说，每天花点时间享受独处和静默可以为我们提供一个深呼吸的空间。然而，即使我们知道静默和独处的真正价值，我们也常常会逃避它。对我们来说，要珍惜生活中的宁静，不仅要知道这些宁静时光可以为我们带来些什么，还要能够真正接受它们可能从我们身上索取的代价。否则，我们只会继续满怀渴望地谈论沉默和孤独，将其视为美好的事物，却永远不会真正享受这口真理之井和支持所能带给我们的东西。（Wicks，1998，pp. 41-43）

认识到静默、独处和正念的挑战

人们总是能腾出时间做他们想做的事。即使日程表排得满满当当，他们也能早起、晚睡，或者在一天中特意留出一些时间去做他们想做的事情，哪怕减少了他们的午休时间。那么，既然我们知道宁静时光有这么多的心灵益处，为什么我们不愿意留出一些时间来安抚和平静自己的心灵？

抗 拒 独 处

独处时，静默能展现出独特的表达力。静静倾听内心的声音，能让我们在心灵的"花园"中不自觉地与真理同行。然而，这段安静倾听的时间也可能暗藏挑战：它可能会让我们置身于孤独与脆弱之中，进而重新意识到那些被隐藏的谎言。所以，尽管从日常活动中抽出时间进行静默和独处是必要的，且对自己大有裨益，但当我们真正拥抱静默和独处时，便会发现有一些问题很难处理。我们应当充分了解这一现实挑战，以免因下意识的犹豫而对独处感到意外，甚至完全破坏我们原本寻求独处的计划。用于独处反思的时间非常宝贵，不能因为无知或潜在的焦虑而被轻易浪费。

　　人类的天性往往倾向于回避静默和独处的时刻。相比定期进行反思，我们更习惯于通过各种活动来分散注意力和娱乐自己。这种倾向不仅让我们经常以盲目且尴尬的方式度过每一天，还在静默时提醒我们生命的有限性。因此，谈论"正念"要比谈论"冥想"容易得多。所以，当我们试图建立一种反思的生活，或者进一步发展静默和独处时，必须意识到这一过程不会一帆风顺。正如华盛顿哥伦比亚特区外一处高速公路施工现场入口处的路标所写：做好被挫败的准备！

　　在冥想的旅程中，同样的建议也极为合适，即我们在独处期间遇到的困难经历不应被简单地视为消极，即使最初它们看似消极。只要我们不逃避、不回避，就能逐渐学会理解和欣赏那些孤独、脆弱和自我发现的建设性时刻。

　　例如，许多年前，当我（RJW）和我的导师沿着弗吉尼亚州一条蜿蜒小路散步时，我与他分享了我在独处时光里的一段不寻常的经历。我对他说："我的生活基本上还算不错。我不会感到自己缺少什么，也无须追求额外的东西。相反，绝大多数时候我都心怀感激，并且乐于迎接生活中的种种挑战。然而，最近在独处的反思时光里，我却有一种惆怅的孤独感，就像有什么东西缺失了。我感到一阵轻微的空虚从我的内心掠过……仿佛有一些真正重要的、根本的东西不见了，而我深深地渴望着它——不管它是什么。"

导师的反应令我感到惊讶。他并没有把我的经历当作无关紧要的事而置之不理，也没有简单地安慰我这种感觉很快就会消失，或者告诉我如何应对。相反，他说："那很好。你所描述的孤独是在提醒你，你的内心在这个世界上不会被任何人或任何事所满足。它也提醒你，即使你可以用许多事情和人——甚至是美好的事物——来分散自己的注意力，但那种真正的归属感只能由更深刻、更伟大的东西来赋予。"

"所以，孤独会让你以恰当的视角去欣赏人、事物和生活本身。你可以欣赏生活中的人和物，但不会让它们成为你的偶像，因为你的孤独会教会你……"

"那么，当你拥有美好的经历或关系时，你不会急于'安营扎寨'，而是自由地享受它们，不会被对它们的欲望所束缚和控制。所以，孤独会让你的心保持开放和清醒，你的旅程也将带着激情和期待继续。当然，这一切的前提是，你允许这种孤独感自然发展，而不是试图用活动、转移注意力或工作来避免或'治疗'这种最初的困扰。"

在安德鲁·哈维（Andrew Harvey）的著作《拉达克之旅》（*A Journey in Ladakh*）一书中，他从佛教的角度探讨了这种感觉，并分享了他与一位处境相似的人交流时得到的回应。离别时，他拥抱了我，说："你总是面带微笑，也善于倾听，但我能看出你内心深处有些悲伤。我感觉没有什么能让你满足。"我正要反驳，他却说："不，没有什么能让你满足，无论是你的工作、友谊，还是你所有的学习和旅行。但这很好，你已经准备好学习新的东西了。你的悲伤让你空虚；你的悲伤让你敞开心扉！"

心 理 真 空

静默和独处不仅让我感受到孤独和脆弱，还可以形成一个心理真空，促使许多情感、记忆和意识（位于潜意识的这个表面之下）浮出水面。在这样的时刻，我们在反思中被召唤，去面对那些因为某些无意识的原因而被我们搁置、否认或贬低的自我真相。

当然，让这些真相浮出水面并不可怕，尤其是如果我们能够意识到其中的许多见解实际上对我们有益而非有害。唯一的"伤害"是由我们所创造的虚假形象造成的，因为我们不愿意相信自己的内在价值。因此，通过花时间去静默和独处，我们将能够看到我们的自我价值在多大程度上是建立在沙子的基础上的。我们会逐渐认识到，我们的自我价值感是以一种夸张的方式依赖于他人的赞美、我们拥有的积极经历（包括祈祷和冥想）及一系列其他过去的成就。虽然这个真相的发现令人不快，但相当振奋人心。这样的顿悟能让我们重新发现基于真正自尊的自我意识和价值。然后，我们就会明白，真正的自尊是建立在对作为一个人的内在精神价值的深刻而具体的信任之上，而不是建立在具体的成就或从别人那里得到的荣誉之上。

领悟这一观点并非一个神奇的过程。无论别人说什么或做什么，无论我们犯了什么错误或做什么可耻的事情，我们都要成为一个坚定地意识到自我价值的人。这种愿望不能仅仅作为个人一厢情愿的想法而发展壮大，它必须在静默和独处中受到欢迎和热情的追求，在静默和独处中形成对生活所有方面的强大而健康的态度。（Wicks，1998，pp. 45-49）

一旦我们考虑抽出时间去静默和独处，或者在一群人中进行正念冥想，我们可能会冒出一些反对意见。

第一种反对意见是：当我安静下来试图享受静默时，我所做的就是听到思绪和焦虑的噪声；所以我知道我不是为冥想或反思而生的。这是初学者的典型反对意见。它需要被解决和处理，否则，无论我们尝试多少次，都会在几分钟后放弃。现实情况是，大多数人一整天都能听到脑海中的噪声。当坐着静默时，我们得到的第一个重要信息是了解我们是如何全神贯注于这么多事情的。知道这一点很有帮助，因为它能：

- 帮助我们静态地消耗自己（如果有机会，过一段时间我们的头脑就会平静下来）；

- 对我们感到无助或焦虑的担忧事务给予暗示（我们有机会倾听到我们一直在想什么）；
- 让我们做好清空脑袋的准备，这样我们就可以深呼吸、放松，体验"现在"，而不是总是被过去或未来所困扰。

因此，期待噪声和让它出现在我们的脑海里是我们在不适合或不能安静地进行反思或冥想时的两种应对方式。我们必须记住的事实是：许多与我们性格类型相似的人都发现冥想对自己非常有帮助。它不仅仅适用于某一类人。

第二种反对意见是：冥想或反思太难，太陌生了；我不是瑜伽修行者，我觉得冥想甚至安静的祈祷令自己不舒服。对此的回应很简单：

- 找一个安静的地方（如果可能的话独自一人）；
- 保持笔直的坐姿；
- 闭上眼睛或微微睁开，看着前方几英尺的地方；
- 慢慢地、自然地从一数到四，重复这个过程；
- 放松，让思绪像一列缓慢行驶的火车一样穿过自己，重复着；客观地观察，然后放手……
- 体验活在当下的感受。

第三种反对意见以一个问题的形式出现：这种冥想和反思的时光对我有什么作用和帮助？时间对我来说太宝贵了，我很忙，无法将时间用于不切实际的练习。对此有很多回应。我们的目的是做出改变、学会成长，以及让身心更为自由，以下几点特别相关：

- 当我们安静下来时，就能够体会到一整天里那些一直存在却可能未曾被留意到的种种拉扯、焦虑和条件反射。所以，它至少告诉我们，必须了解障碍的本质，这样我们才能感到轻松、灵活、开放，并在必要时随时准备改变。

- 我们不仅能够看到什么吸引了我们的注意力，还能够看到自己曾经没有意识到的事情如何成为我们最重要的参考点或心理/精神重心。
- 一旦有了这些信息，我们就可以记下来、反思、写日记，或者在安静时间之外的其他时间里和导师一起回顾和讨论。
- 坐下来进行内省的这段平和安静的时光里，我们不再一味地奔跑忙碌，从而去体验到活着的意义，并在这一过程中问问自己，这是否就是我们想要的生活重心。

如果这听起来像是我在高度强调安静时光的重要性，那确实如此。我发现，如果我们给自己一些空间，尽量不严厉地评判自己或他人，避免恐慌或试图立即解决问题，而是选择让自己冷静下来，那么我们就学会了不急于下结论；我们惯常的处理方式（处理事情的固有模式）就不会占主导。这将使我们摆脱习惯对我们的束缚，这样我们就能以不同的视角看待生活，包括我们自己。

当人们对我提出的"每天早上第一件事就是至少花两分钟进行安静的反思"这一建议表示感谢时，他们通常反馈说会把反思时间延长至二十分钟。然后，他们试着在白天再找十分钟来重新体验这段经历，晚上再找几分钟平静下来，解决事情，在睡觉前放松身心。

在指导他人将冥想作为实现改变的基石的过程中，我还注意到，冥想可以让人一整天都放松下来，而不仅仅是在反思期间。我们越是允许自己的思想为我们提供有益的信息，而不是让这些想法使我们恐惧、沮丧或愤怒，我们就越不会被自己（僵化的）思维方式和解读所束缚。我们没有被束缚，相反，我们可以自由地观察、分析和利用好奇心来帮助我们学习与生活有关的宝贵经验。冥想不仅让我们在反思的过程中敞开心扉，还能培养出一种态度，使我们卸下防御，对失败和成功抱有更多的好奇心。它确实会积极地影响我们的生活！（Wicks，2000，pp. 52-55）

倾听和反思：正念的基石

如果我们真的坦诚相待，倾听周围人的声音并敞开心扉接受我们内心的声音，那么一开始我们可能会感到羞耻和情感上的痛苦。然而，就像我们不应该背弃那些能帮助我们看到真相的人一样，我们也必须有耐心和毅力，当所有来自内心的东西浮出水面时，"只是坐着"，保持安静。正如阿贾恩·查（Achaan Chah）所建议的：

> 走进房间，放一把椅子在中间。坐在房间中的一个座位上，打开门窗，看看谁来拜访。你会看到一切你能想到的场景和演员，各种诱惑和故事将会出现。你唯一要做的就是待在座位上，看着这一切发生和逝去，智慧由此而生。（Kornfield，1993，p. 31）

有了倾听的精神，我们会认识到必须直面事务。美国比丘尼佩玛·丘卓（Pema Chodron）在她的书《当事务分崩离析》（*When Things Fall Apart*）中谈到了这个问题。她写道：

> 秘诀在于不断探索、不要放弃，即使我们发现某些事情与我们所想不同。健康的标志是我们不会被恐惧和颤抖所击垮，而是将其视为一种信息，即适时停止挣扎，直视威胁我们的事务。（2016，p. 5）

在冥想和人际关系中尽可能地敞开心扉，可以让我们更好地了解自己；如果我们认真倾听：

周围的人和世界，并敞开心扉（尽管可能伴随着痛苦），实际上这是在迎接那些充满我们生活、围绕在我们四周的各种可能性；有时这些可能性甚至会连踢带挠、苦苦哀求地出现在我们面前。（Wicks，1997，p. 14）

所以，我们在这里所说的，在努力成为一个真正的倾听者的过程中，对任何能提供更大的觉察意识和内在力量的东西，都不能掉以轻心。换句话说：

内心世界不是一个想象的或精神错乱的世界。它不是一个让我们跑去赌气、耿耿于怀、幻想复仇的地方，也不是一个让我们琢磨事情、在精神上自暴自弃的地方。相反，正如我们所看到的，它是一个自我认识、自我滋养、充满挑战、稳固和平的地方。它不仅是我们的力量所在，也是我们可以帮助他人的力量所在。当我们的内在生命强大时，我们对他人的态度就会温和。当我们的内在生命得到滋养时，我们的心就能坦然面对他人的痛苦。

一位与我同行的人在反思我们在一起的时光时说道："在我们的这段关系中，我会留下什么？我的'困顿'、我的无意识、我的羞愧和内疚、我被压抑的痛苦、怨恨和抑郁……我又会带走什么？我们之间的关系会唤醒我内心的什么？我的俏皮、我对生活的热爱、我的好奇心、我的感恩、我的开放和我的完整。"

但遗憾的是，我们的内心世界往往会受到成长过程中一些负面"氛围"的影响。例如，高尔基（Gorky）（1996）在他的自传中说道："祖父的家里弥漫着相互敌视的窒息之雾。它毒害了大人，甚至孩子"。（Gorky，1996，p. 173）

这种负面影响的反应会在内心建立一个充满恐惧、犹豫、刺痛和愤怒的人格，这对我们来说可不是一个让我们聚焦自我的良好环境。此外，当我们的内心世界变得狭隘和扭曲时，我们对生活的理解、欣赏能力和把握度也会大打折扣。瑞士著名精神病学家卡尔·荣格（Carl Jung）如是说：

当人们满足于对生活问题的不恰当或错误的回答时，他们就会变得神经质。他们追求地位、婚姻、名誉、外在的成功或金钱，即使他们已经得到了他们所追求的东西，却仍然不快乐且神经质。这种人通常被限制在过于狭窄的精神视野……如果能让他们发展出更宽广的个性，神经质一般就会消失。

他在这里所说的是内心生活，我们都渴望的生活，是找到自己内心深处的一种方式，无论周围的人际"天气"变得多么狂风暴雨、激烈动荡或糟糕恶劣，内心生活都能保持平静和纯净。内心生活之所以重要，是因为它影响着我们生活的方方面面，而我们正是通过这种对自我和世界的内在感知来诠释生活的方方面面的。例如，一位在很小的时候就遭受过性虐待的人在治疗结束时说，在她生命的早期，转折是突然的、令人恐惧的，之后一切似乎都变得更糟了。"现在，我的心境已经不同了，"她说，"过渡时期应该怀着好奇和敬畏的心态去面对。"

我们内心生活的状态确实会影响他人。当拥有温和、健康和强大的内心生活时，我们就是这个治愈且宁静的世界的一部分，它为所有受苦受难、渴望正义、需要慰藉和鼓励的人提供了希望之地。但是，如果我们像其他许多人一样，在自己的内心找不到家的感觉，那么我们就会加剧这样一种世态观感：这个世界没有任何地方是安全和美好的。

不但对我们，而且对那些追随我们并试图以我们为榜样的年轻人来说，这种情况都是非常危险的。十年前，一位儿科医生对我说，她看到许多五、六年级学生的眼睛里的光芒消失了，而现在，她看到二、三年级的学生不自主地也笼罩着同样的悲伤。

所以，我们需要建立我们的内心生活。（Wicks，1997，pp. 14-16）

这个建设过程涉及一些我们必须熟悉的因素。

要成为一个善于倾听和反思的人，确实需要具备一定的有条理的意向，而不是仅有动机和善意就够了。除了在静默和独处时进行没有特定目标的正念冥想外，它还包括在一天和/或一周的某个时间点进行反思的以下要素：

- 确定反思时间；
- 在我们的一天和生活中选择有意义的事件进行反思；
- 通过在脑海中重现这些事件来深入体会它们；
- 考虑到我们的愿望、目标和人生哲学，从这些事件中汲取我们能学到的东西；
- 通过行动来激发学习的热情。

这种结构化倾听-反思练习可能包括以下内容：

时间　花一点时间来反思自己的一天。如果我们不假思索地匆匆度过一生，我们终将会意识到这一点。匆忙生活的一个迹象就是会发出疑问：时间都去哪儿了？当我们的生活过得匆匆忙忙时，并不意味着我们过着非常积极的生活。它确实表明我们的生活很忙碌。积极和忙碌的区别在于，前者包含反思，是有方向的，而忙碌的生活则让人感觉失控，似乎没有目的或意义。

选择 为了使我们的反思具有价值,而不仅仅是先入为主、忧心忡忡或胡思乱想,我们应该挑出一天中引起重大反应的具体事件或互动。

进入 然后,我们应该把自己放回事件中,重温一遍(记住,不要责怪他人或谴责自己,而是中立地观察和分析)。

学习 基于对生活的理解和核心信念(心理的或精神的),我们从这次反思中学到了什么?通常,当我们已经拥有某些价值观时,我们可以看到自己是遵循这些价值观,还是对它们置之不理。

行动 最后,只有当学习改变了我们的生活方式才是重要的。我们如何根据新的学习成果采取行动非常关键。这种行动不能是不成熟的行动,比如发誓"我再也不相信他了!"相反,用刚才举的例子来说,你必须看清是什么让你变得天真,因而对某个人的信任超过了他或她所能承受的。因此,换句话说,行动必须基于我们对自己行为、信念和想法的洞察力。否则,结果只会是一种掺杂赌气、投射和回避自我了解的复杂形式。(Wicks, 2000, pp. 57-58)

当真正成为用心的倾听者时,我们就会认识到有许多曾经没有意识到的声音在呼唤着我们。这些声音的来源可能本身是好的,包括渴望成功、经济富足、受人钦佩、卓有成效或受人爱戴。这些声音可能来自事业、家庭教育、社会、医疗保健体系、政治或文化。在我们做出日常决定,尤其是那些对我们有长远影响的决定时,重要的是要知道在任何时候哪些声音是主要的。这样,我们就能在任何情况下更清楚地知道自己想要做什么。强大"内心生活"的积极成果之一就是自我意识水平的提高(这是下一章的重点)。然而,除此之外,对于治疗师来说,正念还能提高整体生活质量。

正念和治疗师的幸福感

正如布拉泽（Brazier）所指出的：

> 治疗师时刻关注当事人的生活质量。治疗更多的是指提高生活质量，而不是解决具体的选择困境。提高生活质量始于正念。
>
> 千百年来，人们一直用冥想来修炼心灵。尽管有许多不同的方法，但所有方法都涉及让惯性能量安静下来，即净化感知，以便使我们能够看到正在发生的事情。正念是一种重新与经验交流接触的尝试。
>
> 正念既是彻底的内省，又是与现象世界的直接联系。它不是简单的内向审视自我，更确切地说，它是要全身心投入到生活的每一阶段当中。哪怕只是简单程度的正念，也非常有价值，实际上这在个人成长的各个阶段都是必不可少的。（1954/2022，p. 73）

然而，这种由正念强化的发展过程并不局限于我们的来访者，显然也不应该如此。在治疗过程中（再次引用布拉泽的话）：

> 无论我们怎么做，创造一个有益的空间都很重要。通过树立外部敌人来创造某种安全空间是相当容易的，而这种诱惑在心理治疗过程中始终存在。因此，治疗师要清空自己，以便有空间让来访者来填充自己。正是我们自己内在的空虚开启了治疗过程……因此，在客户到来之前，静坐一小会儿大有裨益。

即使是几分钟的冥想，也能帮助我变得平静和脚踏实地。当治疗师内心有了空间，他们就能与任何人融为一体。（1954/2022，pp. 22-24，28）

康菲尔德（Kornfield）也诗意地呼应了这一主题，指出：

通过正念，我们给自己留出仁慈的空间。平凡中蕴含美丽。我们邀请心灵坐在前廊上，从宁静休憩的状态中去体验不可避免的情感起伏、世事变迁，以及人世间的种种挣扎和成功。（1993，p. 208）

要从根本上做到这一点，需要采取一些简单的步骤。科佐利诺（Cozolino）在他的书《治疗师的养成：内心旅程的实用指南》（*The Making of a Therapist：A Practical Guide for the Inner Journey*）中认识到一个明显的现实，即当治疗师变得狂热时，不会有什么好结果；因此，他建议用以下五种基本策略来帮助治疗师保持专注：

- 预留更多时间前往治疗室，以免到达时焦虑或紧张；
- 把每次训练前的 5 分钟当作放松和集中注意力的时间；
- 在一天中安排休息、阅读或社交活动的时间；
- 不要把一周的工作安排过满，避免情绪和身体疲惫；
- 监测自己的情绪和身体状况，必要时调整日程安排。（2021，p. 15）

这些都是可以加强平衡的初步措施。然而，对于治疗师来说，在生活中拥有更普遍的正念意识会有更多收获。格尔默（Germer）在他和西格尔（Siegel）、富尔顿（Fulton）主编的《正念与心理治疗》（*Mindfulness and Psychotherapy*）一书的开篇中，从不同的、更广阔的角度探讨了这个问题。他指出：

　　治疗师可能会被正念所吸引，原因很简单，他们要更充分地享受自己的工作。心理治疗师选择在清醒、理智的时候见证和分担人类的冲突和绝望。有时，我们会被富有同情心的患者问道："你是怎么做到的？"当临床情况似乎无法处理时，我们该怎么办？我们如何保持冷静和清晰的思维？

　　心理治疗是在日常生活中练习正念的一个机会。治疗室可以就像一间冥想室，在这里，我们敞开心扉、全心全意地去认识自己每时每刻的经历。当治疗师学会识别并摆脱自己在治疗关系中产生的思维和情感的条件模式时，患者也会发现同样的情感自由。反之亦然；在特别艰难的情况下，我们也可以被患者的正念能力感动和激励。

　　定期提醒执业临床工作者治疗关系在治疗效果中的重要性……当主要专注于实施一个基于经验得出的治疗方案，而忽略了重要的、有趣的和能给予支持的治疗关系时，治疗师和他们的患者都可能对治疗工作失去兴趣。在未来的几年里，正念练习可能会被证明是一种切实可行的方法，帮助我们建立基于经验支持的关系技能。这可能有助于我们将注意力重新集中到治疗关系上，因为我们可以做一些事情来改善这种关系。我们计划干预措施的方式，甚至可能来自一条通用的治疗原则的指导，即正念这一简单的机制。(Germer, Siegel, Fulton, 2005, p. 12)

　　乔恩·卡巴金(Jon Kabat-Zinn)2005年的研究成果，使那些可以帮助治疗与患者相处及提升自我的正念冥想练习取得重大进展。他在马萨诸塞大学医学中心的减压诊所开发了基于正念的减压(MBSR)疗法，无论是他的强化训练还是他的书都证明了正念是可以被习得的。

正念是可以被习得的

在哈佛医学院主办的一个名为"正念与心理治疗"的研讨会上，一位精神科医生在休息时间悄悄问我（RJW）："这里的每个人似乎都在练习正念？你呢？"他的问题中暗含的意思是，一个人如何开始开展这样的实践？它似乎难以抗拒，又难以捉摸。

以下做法可能有助于解决对正念难以捉摸的担忧。

- 每天早上至少花几分钟在安静和独处中集中注意力。选择一个安静的地方，端坐，简单地数自己的呼吸，从一数到四，同时允许任何想法的出现或在你的身体里流动，不要压抑或迎合它们；
- 确保自己在患者或治疗小组之间有休息的时间，让自己安静下来，把自己从正在经历的事情中分离出来，从而消除自己作为临床工作者在密集接触患者时所承受的压力；
- 坚持遵循你在阅读本书第二章所呈现的材料时所制定的自我关怀方案；
- 确保每天至少一次短时间的散步；
- 为本章前面描述的结构化倾听-反思练习留出时间；
- 概述和实践科佐利诺（Cozolino）描述的五个基本策略，以帮助临床工作者保持和居于中心；
- 最后，也可能是加强上述所有步骤的最重要的一点，阅读、反思和实践你认为合适的练习和原则，这些练习和原则可从本书所选的正念参考书目中收集到。

正如格尔默（Germer）认识到的那样：

任何提醒我们接受当下的练习都能培养正念。例如，将注意力集中在呼吸上，倾听周围环境中的声音，注意我们在特定时刻的姿势，标记感受等。这样的例子不胜枚举。（Germer et al., 2005，p. 14）

你可能会问"我现在不就是这么做的吗？"是的，但是从本质上讲，只要多一些专注，遵循一定的方法，以及更多地了解经验丰富的实践者能教给我们的东西，你就可以以一种更具正念的方式生活。正如韦斯（Weiss）在他的书《开始正念》（*Beginning Mindfulness*）中所说：

冥想不仅仅是坐在垫子或椅子上做点事情。你所做的任何事情都是让自己专注于当下的机会……最终，正念之路将引领你抵达内心的一个地方，在那里，你可以不带想法和成见地接触世界，你可以摆脱习惯性的思维模式，把自己从内心固有观念中解放出来。它为我们提供一条穿越苦难通往快乐的道路。（2004，p. xvii）

考虑到对这些潜在结果的描述，如果说有哪个人或哪种职业能从正念中受益的话，那肯定就是当今的临床工作者了。

精神病学家阿瑟·戴克曼（Arthur Deikmann），在反思铃木俊隆（Shunryu Suzuki）（他写的关于正念的书——《禅者的初心》和《不总是如此》——都是经典）的生活和教导时说"他在哪里，我就想在哪里……在那个理智的地方"（Chad wick，1999，p. 313）。要达到这样的境界，我们需要注意力、时间、渴望和一些指导。

作为本章的结语，这里引用了本书最后精选的推荐书目中关于正念的三部精彩著作中的几句话，三部著作分别是安德鲁·韦斯（Andrew Weiss）的《开始正念》（*Beginning Mindfulness*）（2004），德宝法师（Bhante

Henepola Gunaratana）的《简明英语正念》（*Mindfulness in Plain English*）
（2002），以及乔恩·卡巴金（Jon Kabat-Zinn）的《无论你去哪里，你在
哪里：日常生活中的正念冥想》（*Wherever You Go，There You Are：
Mindfulness Meditation in Everyday Life*）（2005）。前两位作者就正念的过
程提供了简单的建议，他们强调了正念确实是可以习得的。这两本书为
正念提供了一些简单的构建模块，当你继续阅读由经验丰富的向导准备
的书籍时，可以立即使用这些模块（在本书的推荐书目中列出）。最后一
句话是乔恩·卡巴金（Jon Kabat-Zinn）呼吁人们现在就醒悟过来；在我
看来，这句话是我读过的最简单但却最有说服力的论述之一，它表明了
拥有有思想的生活的重要性。

安德鲁·韦斯

正念练习有两种：正式的和非正式的。正式的练习就是我们通常所
说的"冥想"，留出一段特定的时间静静地坐着，注意自己的呼吸，或者
慢慢地、默默地走着，关注自己的呼吸和步伐。非正式练习包括我们对
日常生活活动的正念关注，它和正式练习一样，都属于"冥想"的范畴。
（Weiss，2004，p. 3）

正念冥想旨在让人觉醒。我们一生中的大部分时间都沉浸在自己获
得的概念性知识中，沉浸在自己是谁的概念中，或者沉浸在我们的生活
意味着什么、一棵树是什么、一块巨石是什么等诸如此类的概念中。这
层概念横亘于我们和当下现实之间……为了让这一层概念消失，我们首
先必须能够停下来。（Weiss，2004，pp. 4-5）

这里有一些在日常生活中加强正念的方法。

- 早上醒来时，在起床前让自己做一些缓慢的、有意识的呼吸。
- 试着吃早餐时不看手机、不看报纸、不看电视。如果可能的话，
  在用餐的全部或部分时间里默不作声。在吃东西之前，允许自己

呼吸三次，把注意力集中在你面前的食物上。

- 不管是在家里还是在上班的路上，花几分钟的时间去注意一些早晨愉快的事情。
- 在上班或上学的路上，或者去赴约或处理其他日常事务的路上，尽量注意这次"旅行"。
- 一天中有几次让自己刻意关注自己的呼吸，重新集中注意力。
- 每天发生的许多事情都可以作为正念的铃声：门铃、电话、电脑上的声音、开灯，让每一次都成为你注意呼吸的机会，用心地吸气和呼气。
- 如果你在用电脑工作，创建一个可以鼓励正念的屏幕保护程序——可以是一张花或动物的照片，或者一个单词。
- 午餐时间，除了吃饭，给自己一些愉快的时间，如和朋友聊聊天，或散散步。
- 当你准备结束一天的活动时，花点时间欣赏自己当天所做的事情。
- 放慢脚步，让你的回家之旅成为一个过渡。让注意力集中在你周围的环境中。
- 上床准备睡觉时，做一些有意识的呼吸，意识到是床支撑着你，并允许自己微笑。（Weiss，2004，pp. 13-18）

德 宝 法 师

冥想的过程极其微妙，结果完全取决于冥想者的心态。以下态度对于实践成功是必不可少的。

1. 不要期待任何事情　坐好，看看会发生什么。
2. 不要紧张　不要强求，也不要做出不切实际的努力。
3. 不要着急　不用着急，慢慢来。
4. 不要执着于任何事物，也不要拒绝任何事物　该来的就来吧；不要与你所经历的事情抗争，只要用心地观察它。

5. 放手 学会随遇而安。

6. 接受出现的一切 接受你的感觉，即使是那些你不希望出现的感觉。

7. 你可能不完美，但你是你唯一的合作伙伴。

8. 调查自己 质疑一切……整个修行都建立在对真相保持清醒的意愿之上。

9. 把所有的问题都看作挑战 把消极的事情看作学习和成长的机会。

10. 不要过度思考 你不需要把每件事都搞清楚。胡思乱想不会让你摆脱陷阱。在冥想中，心灵被正念、无声的专注自然地净化。

11. 不要纠结于对比 人与人之间确实存在差异，但总想着差异是一个危险的过程。如果处理不当，就会直接导致自负。(Gunaratana, 2002, pp. 39-42)

乔恩·卡巴金

如果现在发生的事情确实会影响接下来要发生的事情，那么时不时地环顾四周，这样你就能更好地与现在正在发生的事情保持联系，从而掌握你的内在和外在的状态，清晰地感知到你实际所走的道路和前进的方向，这不是很有意义吗？如果你这样做了，也许你会更好地为自己规划一条更符合你内在本质的人生道路：一条灵魂之路，一条用心之路，一条真正属于你的道路。否则，你这一刻无意识的惯性力量只会影响下一刻。日月如梭，时光很快就过去了，却无人注意、无人使用、无人欣赏。

我们很容易停留在一个雾气弥漫、滑溜溜的斜坡上，直入坟墓；或者，在死亡时刻来临之前，偶尔会有一种驱散迷雾的清晰感，我们幡然醒悟，意识到这么多年来我们如何生活，以及什么是重要的想法，这些想法充其量只是基于恐惧或无知而从未审视的半真半假的东西，只是我们自己限制生命发展的想法，而根本不是生活的真相，也不是我们生活非得遵循的方式。

　　没有人能代替我们觉醒，尽管家人和朋友有时会拼命地试图让我们明白，帮助我们看得更清楚，或者打破自己的盲目性。但是，觉醒终究是我们每个人自己的事情。归根结底，无论你走到哪里，你都带着自己。你的生活正在展开。（Kabat-Zinn，2005，pp. xvi-xvii）

第四章

日常自我检视：如何使用正念和积极心理学自我减压

如果拔掉电源，静置几分钟，几乎所有东西就又会重新工作了，包括你自己。

——安妮·拉莫特（Anne Lamont）

我相信生活中最大的成功和最深的情感满足来自于建立和运用你的标志性优势。

——马丁·塞利格曼（Martin Seligman），
《真实的幸福》（*Authentic Happiness*）

所有有效的治疗师都能凭直觉找到并利用他们性格中的优势。弗洛伊德（Freud）的自我分析技巧，罗杰（Roger）的真诚，艾利斯（Ellis）的理性思考能力，皮尔斯（Perl）的嬉戏，构成了他们各自理论的核心。因此，临床工作者也将他们的内在自我转化为个人的助人风格。

——杰弗里·科特勒（Jeffrey Kottler），
《心理治疗师之路》（*On Being a Therapist*）

如果要缓解急性和慢性的继发性压力，提高个人和职业幸福感，那么在临床实践中，自知和由此产生的开明行为就并非可有可无，而是一种必然。个人纪律和自我管理是临床实践的重要组成部分，被称为"自我调节"。现在有充分的证据表明，日常生活和某些仪式，如日常体育锻炼、感恩日记和日常肯定，都有助于培养自我调节的技能。人们也很清楚，如果要建立和维持友谊，全身心投入到学业和工作中，自我调节是一种必要的技能，它与亲社会行为和适应能力有关。贝克在她关于自我关怀的书中写道"自我调节，一个行为心理学和动态心理学术语，指的是对我们身体和情感上的冲动、欲望和焦虑进行有意识和无意识的管理"。（2003，p. 15）她接着警告说：

　　在我们的职业生涯和个人生活，以及我们与自己和他人的关系中，管理好我们的情感、所受的刺激和自身的精力并不是一件容易的事。为了调节情绪和情感，我们必须学会如何主动地、富有建设性地管理烦躁情绪（如焦虑和抑郁），并以适应性的方式化解或"代谢"强烈的、充满张力的情感体验，以减少情绪泛滥和不堪重负的风险。然而，正如科斯特（Coster）和施韦贝尔（Schwebel）所指出的，如果我们要"管理"自己或"规范"自己的行为，显然，健全的自我意识必须存在（Coster & Schwebel，1997，p. 10），这在临床环境中是最有必要的。（Baker，2003，p. 15）

我们很容易迷失方向——即使是在专业心理健康之旅的一开始——除非有什么事情或什么人帮助我们重新获得正确的观点。哈佛大学精神病学家罗伯特·科尔斯（Robert Coles）在回忆他在医学院的岁月时，分享了一个故事，恰如其分地说明了这一点。

我当时在哥伦比亚的医学院读书,并不怎么喜欢那里。我一直向我母亲抱怨,但她说我需要做的是去(纽约)赈济处为多萝西·戴伊工作,而不是抱怨。我明白妈妈的意思。她常说,有些事比你的烦恼更重要,有些人可能会帮助你理解这一点,尤其是帮助你远离抱怨,让你摆脱作为一名医学生所拥有的相对优越的视角。总而言之,我最终去了那里,遇到了多萝西·戴伊。(Cole,as quoted in R. Riegle,2003,p. 140)

如果不花时间反思我们的个人和职业生活,那么在整个职业生涯中,失去远见始终是一种潜在危险。下面的轶事很好地说明了一个经验丰富的神经学家是多么容易失去对重要事物的认识。就像科尔(Cole),他表明,有时即使你每天都在处理生死问题,但是你的朋友或家人也会提醒你,如果不花时间反思自己的感受、思想、信仰和行为,那么所有人都会很快把事情搞砸。

下面这封信是一名大学一年级学生在下学期中期写给她父亲的,她愉快地指出,无论一个人的工作多么微妙和重要,都很容易失去远见。在收到这封信之前,她的父亲一心只关注她在大学里的"成功"。因为她在第一学期表现不好,他担心她会在第二学期不及格,然后让他的钱打水漂!就像许多父母一样,他忘记了,课程成绩只是衡量学习成果的一个方面;整个大学生活的意义远不止成绩那么简单。

尽管她很年轻,这个女儿却比父亲更清楚这一点,所以她给他上了重要的一课,让他懂得如何看待问题。她在信的首页上写着:

亲爱的爸爸,

这学期一切都很顺利,所以你不用担心了。我现在非常非常高兴,你会喜欢伊卡伯德(Ichabod)的。他是一个非常好的男人,我们结婚的前三个月非常幸福。

还有更多的好消息，爸爸。我们俩参加的戒毒项目刚刚告诉我们，即将出生的双胞胎不会有毒瘾。

父亲读着这封信，忐忑不安地翻了一页。信纸的另一面写着：

爸爸，其实没有伊卡伯德（Ichabod）。我没有结婚也没有怀孕。我从来没有滥用过毒品。但我的化学得了个 D，所以要乐观一点！（Wicks，1992，p. 115）

我们很容易在生活（即使是最以服务为导向的生活）中以一种强迫性的、被驱使的方式度过时光，以至于感到失控。当我们抽出时间来反思我们是谁、我们在做什么时，我们常常会发现自己在很多方面变得多么"不自由"。俄罗斯医生和精神领袖安东尼·布鲁姆（Anthony Bloom）在他的经典作品中用一种很容易想象的方式阐述了这一点。

狄更斯（Dickens）的《匹克威克外传》（*Pickwick Papers*）中有一段话很好地描述了我的生活，可能也描述了你们的生活。匹克威克（Pickwick）去了俱乐部。他雇了一辆出租车，一路上问了无数个问题。在这些问题中，他说："告诉我，这么卑鄙、可怜的马怎么可能驾驶这么大、这么重的马车？"马车夫回答说："这不是马的问题，先生，这是轮子的问题。"匹克威克说："你是什么意思？"马车夫回答说："你看，我们有一对漂亮的轮子，它们上了很好的油，只要马稍微蹬一下，车轮就会开始转动，然后可怜的马就必须拼命奔跑了。"（1970，p. 39）

布鲁姆（Bloom）接着补充道："以我们大部分时间的生活方式为例。

我们不是拉车的马,我们是一匹因害怕自己有生命危险而不敢挣脱马车逃跑的马。"(Bloom,1970,p. 39)底线是:如果你不花时间反思自己的思想、行为和影响,你就会失去远见、自欺欺人。但对自己诚实并不容易。

禅师铃木俊隆(Shunryu Suzuki)曾经告诫他的学生"当你被别的东西愚弄时,伤害不会很大。但当你被自己愚弄时,伤害是致命的"(Suzuki,as cited in Chadwick,1999,p. 308)。在一本关于女医生动态的书中,作者写道 "学医的好处在于,你总有事情要做,所以你没有时间去想你的问题"。然后,她又补充说 "学医不好的地方在于,你总是有事情要做,所以你没有足够的时间去思考你的问题"。社会工作、心理咨询和心理治疗也是如此。

对于那些致力于帮助他人重新认识自己生活的专业人士来说,真正的自我认识甚至可能是难以捉摸的。唐纳德·布拉泽(Donald Brazier)在一本提倡将禅宗与心理治疗相结合的书中反映了这一现实,他写道:

> 这些天,我们倾向于寻求治疗师,帮助我们把龙带回它的洞穴。许多学派的治疗专家都会这样做,这样我们就会回到弗洛伊德所说的"普通的不快乐",暂时地松一口气,我们的压抑又一次顺利地起作用了。相比之下,禅宗为少数足够勇敢的人提供了骑龙的课程。(2022,p. 14)

鉴于临床工作者自身(及他们的患者)在没有自我意识时所面临的个人心理危险,社会工作者、心理学家、咨询师和其他心理健康专业人员必须在自我意识方面"足够勇敢"。为了解决这个问题,简单的"自我指导方法"为正在进行的反思过程提供了一种架构,这种反思过程是成为临床工作者的必要条件。

独特性和自我认知

无论用什么方法来理解压力——无论是侧重环境因素还是侧重个性因素——个人自身始终是一个自然因素。这在接受精神病或心理治疗的人身上可以观察到。"通常，当寻求帮助的人能够掌握以下简单的、看似矛盾的事实时，治疗或咨询的重大转折点就会到来：真正接受自己的局限性，认为个人成长和发展几乎是无限的。而在获得这种洞察力之前，精力往往被浪费在逃避自我或奔向另一种自我形象上"。（Wicks，1986，p. 5）这显然也是我们大多数临床工作者的现实情况。

这并不奇怪，因为对这一现实的认识也反映在非临床工作者的著作中。诗人、神学家和伟大的科学家都加入了心理健康的行列，警告人们不要无意识地试图成为另一个人。例如，用坎明斯的话来说，"在这个夜以继日、全力以赴地让你成为其他人的世界上，做自己，而不是其他人，意味着要去打一场人类所能进行的最艰难的战斗，并且永远不能停止战斗"。（Wicks，1986，p. 5）犹太神学家马丁·布伯（Martin Buber）（1966）从一个略有不同的角度回应了同样的主题，他用下面的故事来说明这一点：

> 拉比·祖西亚（Rabbi Zusya）在临死前说："来世，不会有人问我：'你为什么不是摩西？'相反，他们会问我：'你为什么不是祖西亚？'"（Wicks，1986，p. 6）

我想说的是，做"简单的自己"可能是一场巨大的斗争，尤其是当我们扮演心理治疗师、咨询师或社会工作者等传递性角色时，人们在脆弱的时候会向我们求助，就像他们向父母和过去的重要人物求助一样。这是无法避免的，但是，就自我意识而言，我们必须不断意识到这种感知是基于他们的需求和个性，而不是基于我们的能力或客观现实。"超凡"并不是像某些人（不幸的是，包括我们自己和一些同事）希望相信的那样，是一个超级人物。相反，它是自我意识，是我们在心理健康和社会工作方面的才能与工作对象的需求同步发展的方式。杰出的发明家和全球公民 R. 巴克明斯特·富勒（R. Buckminster Fuller）这样描述他一生中遇到的危险诱惑：

> 唯一重要的一点是，我是一个普通的健康的人。我能做的所有事情，任何人都能做得到，甚至做得更好。我之所以能够完成我所做的一切，是因为我拒绝沉迷于一场与宇宙运行方式毫无关系的生活游戏。我只是一个被抛弃的人，愿意把自己奉献给需要做的事情。（Buckminster Fuller, *as cited in* Wicks, 1986, p. 6）

拥有巴克明斯特·富勒那样的观点需要一定程度的谦逊。然而，正是这种谦逊，不仅帮助心理健康专业人员避免了因将患者施加在他们身上的移情当作现实而产生的不必要的压力，还帮助那些需要资深从业者指导的学生。正如菲弗林（Pfifferling）在一次关于医学教育的讨论中指出的那样，这种方式与我们这些完成了心理治疗师、咨询师和社会工作者培训的人直接相关。

> 学生可以接触到他们老师在解决问题过程中所犯的错误，从而通过纠正错误来改善学习行为。教师向学生展示自我披露行为及个人/职业上的谦逊态度，能够强化保持警惕、避免医学傲慢的必要性，因为这种傲慢可能会危及患者的生命。通过向学生自我披露错误，教师可以防止学生变得过于傲慢或对患者的麻烦过于疏远，从而使临床工作者和患者的关系得到加强和改善。（1986, p. 14）

充分的自我觉察，包括对自身情感敏感性或缺乏这种敏感性的觉察，是非常难以实现的。用诗人亨利·戴维·梭罗（Henry David Thoreau）的话来说，"看清自己就像在不转身的前提下向后看一样难"。（Thoreau，*as cited in* Auden，1976，p. ix）然而，必须尽一切努力提高对自我的认识，这不仅是为了遏制我们的错误，还是为了提高我们的自尊，因为，正如利奇（Leech）恰如其分地指出的那样，"你不想了解一个你鄙视的人，即使是/尤其是那个人就是你自己"。（Leech，1980，pp. 43-44）自我意识和自尊相辅相成，形成一个良性循环。自尊是真正的自我意识。

为了更清楚地了解自己，我们必须花费精力，但显然，了解最有效、最高效的方法会有所帮助。为了最好地实现对我们的感觉、信念和行为的清晰认识，以下做法将会很有帮助，即我们能够欣赏自律的价值，注意不一致之处和过度的情绪反应，并避免言辞模糊（这是无意识压抑的防御正在起作用的标志）。

开始自律地搜索

自我意识是一项持续的、动态的工作，需要每天关注。当有了这样一个过程，我们就能更加适应自己的个性节奏，让我们的"心理手指"把握住我们对某个问题、某个人、某个挑战或我们生活总体方向的情感脉搏。

要做到这一点，需要意识到我们情感反应的起起落落，这样我们就可以对自己的情感（如悲伤、抑郁、快乐等经历）、认知（思考、感知和理解的方式）及行动中发生的微妙变化变得更加敏感。这就为我们提供了一个链接，让我们可以了解到隐藏在我们意识之外的一些动机和心理议程——有人称之为的"前意识"或未经检验的图式（信念）。要对自己有这样的认识，就必须花时间找出我们生活方式中存在不一致的地方，这样我们才能理解产生差异的原因。

相反，当我们做的、想的或感觉到的事情与我们的性格不符时，我们往往会把它当作无关紧要的事情或找借口（如"我只是累了，仅此而已"）而不予理会。然而，当我们这样做了，却不试图在理解自身所有方面达成一种创造性的融合时，我们就会错过那些埋藏在我们心灵中的宝藏，这些宝藏将为我们获取通常无法获得的材料提供线索。

清晰度要素

当心理健康专业人员寻求帮助以避免或减少继发性压力的来源和症状时，他们所体验的短暂的思路不清晰是始终存在的问题之一。在指导过程中，我们的目标是帮助临床工作者理清思路、寻找不同的方法，并针对他们的内在和外在压力解决问题。要做到这一点，必须花时间专注于他们反应的具体细节，这有助于临床工作者跨越有意识（压抑）和无意识/前意识（压抑）的回避或遗忘状态。就像对待来访者或患者一样，通过限制含糊不清、以偏概全或限制掩盖细节和感受的倾向，我们就能获得我们意识之外的信息。因此，与其逃避那些看似不可接受的情感、认知、冲动和反应，不如正视它们所产生的焦虑，以此作为更好地认识自己的代价。当然，这样做的好处是让我们更加了解自己，进而获得更多的个人自由。与其被自我意识中的盲点和防御性的精力浪费所限制，不如专注于我们日常的互动，努力对所有反应（即使是那些看似不协调的反应）变得敏感，以此深化自我认识。这一点对我们尤为重要，因为作为临床工作者，我们需要与患者打交道，有时虽然已经尽了最大努力，但可能仍然难以应对。

人们抵制完全清晰的生活的原因之一是，这种清晰不能仅仅局限于他人（如我们的患者及其家人或我们的同事）是如何受到否认的困扰，还要求我们必须审视自己的行为、认知和情感。清晰的认知是一个过程，在这个过程中，我们必须愿意去观察自己是如何对自己进行否认、淡化、合理化或隐瞒的。虽然我们常说希望能够以真实的眼光看待自己和所处的境遇，但当这种情况真正发生时，冲突往往也会随之而来，因为届时责任就落在了我们身上，

- 意识到我们自己的所有目的，包括不成熟的目的；
- 既要看到自己的防御心理，又要看到我们将责任归咎于他人的倾向；
- 找到与互动对象之间适当的亲密度；
- 知道如何处理愤怒和对失败的消极反应；
- 达到作为批判性思考者的技能水平；
- 了解积极心理学在提高临床工作者自我意识范例中的关键作用。

对于目的的意识

认为做事情只出于一个原因是一种天真的想法。在大多数情况下，我们做事情的理由有很多，有些是不成熟的，有些是成熟的。由于我们不愿意承认的那些理由往往超出了我们的意识范围，清晰的认知要求我们去揭开它们的面纱，并创造性地努力去接纳它们。通过意识的提升，不成熟的理由退化而成熟的理由得以成长和深化。然而，要实现这一目标，我们首先必须承认，我们都持有某种独特的防御心理。这种承认是一个很好的开头，因为它不会让我们处于"我们是什么或不是什么"的困境中。相反，它将我们从黑白分明的二元框架中移出，进入大多数人心理上所处的灰色地带。当我们审视了自己对某一情况做出反应的所有原因时，我们就开始理解为什么人们会以他们那样的方式对我们做出反应。否则，我们就会一直感到困惑，觉得自己被误解了，并把所有的责

任都往外推，永远无法了解到其中的动态过程，以及如何在特定情况下解开这些复杂的关系。

　　例如，如果同事不喜欢在有压力的情况下与我们共事，那么去了解我们在其中所扮演的角色将有助于减少这种情况的发生。有一次，我（RJW）担任某个咨询项目主席时，一位申请我的助理职位的候选人问我："你知道人力资源部门是如何表述与你共事的主要挑战吗？"我感到惊讶——毕竟，和我共事怎么会有挑战——我回答说："我不知道。"她笑着说："他们把你说成是一个完美主义者，下达的指令含糊不清，但一旦没有得到严格执行你就会很生气。"当我们与同事一起面对棘手的临床紧急情况时，我们的不耐烦、愤怒和其他反应并不能提高效率。将我们的反应完全归咎于他人的无能，对于通过改变我们自己的行为来改善情况而言，所提供的信息非常有限。情绪化的反应会使情况进一步恶化，当然也不会改善问题。

　　清晰的认知要求我们能认识到自己的目的、面对自己的恐惧、理解与他人交互时所玩的那些"把戏"、减少防御心理、发展新的应对技能，以及创造其他可替代的方法来应对压力环境。然而，要做到这一点，我们必须保持诚实。同时，还需要认识到，这种方式能够在我们的生活中产生积极的连锁反应，帮助我们克服对成长和变化的抵触情绪。当我们开始专注于理解个体的互动时，更大的问题随之而来，即作为临床工作者，我们是否有足够的休息或休闲时间、独处和与好友相处的时间是否平衡，以及我们如何及何时在生活的各个方面设定界限。重要的是要认识到，自我是一个有限的实体，如果我们不认真参与包括自我认识在内的自我关怀过程，自我就会被耗竭。通过简单、定期的自我提问（见附录E），我们可以更清楚地看到自己的动机、恐惧和人际交往方式。这样做的次数越多，我们就越会几乎自动地撤销预期、掌控生活，并在这个过程中减少不必要的二次压力。问题是，作为临床工作者，我们习惯性地将自我反思视为理所当然。然而，由于工作繁忙，这种结构化的自我反思并不会按照应有的频率和规律进行。这可能会发展成一个真正的问题，即在这样一个充满压力且变幻莫测的世界里，我们从事着高强度的工作，与那些正经历严重心理、医疗和社会困境的人打交道。在这种背景下，失败几乎是不可避免的。

以富有成效的方式面对失败

　　社会工作和心理健康领域的一个现实是，你与受苦受难的人打交道越多，你的失败就越多。因此，最好能够正确看待失败。那种认为只要掌握文献、关注来访者或患者、提供准确的诊断和治疗方案，就不可能失败的想法，对临床工作者的精神具有极大的破坏性。失败是全身心投入过程中不可避免的一部分。由于所面临的要求众多，而且我们不可能一直都保持完美的状态，因此失败是必然发生的。然而，尽管我们经常与有各种心理、生理和社会需求的人打交道，且失败不可避免，但失败仍然可以给我们提供有益的信息。它可以减少未来的错误，让我们了解来访者人际环境中的其他人是如何体验和应对的。事实上，如果我们仔细观察我们的临床工作，失败实际上可以教会我们：

- 认识骄傲的危险和坦诚的必要性；
- 避免未来错误的方法；
- 改变可能增加失败的因素；
- 尝试新方法；
- 了解我们自己；
- 改进技术和合作风格；
- 对错误的预警信号保持敏感；
- 考虑过失的影响；
- 发现需要进一步教育/监督的地方；

- 认识到不切实际的期望;
- 改进工作节奏;
- 承认个人/专业局限性,以便纠正或改进这些局限性,同时也能更清楚地认识到那些在本质上或多或少属于永久性的或性格方面的局限性。

对成功抱有不切实际的期望会增加临床工作者职业倦怠的风险(Emery,Wade,MacLean,2009)。如果能够认真考虑失败,而不是任由失败成为自我谴责的根源,或成为推诿、否认或歪曲现实的借口,那么我们对自身的审视将极大地造福当前和未来的患者。然而,要做到这一点,临床工作者必须努力成为批判性思考者。

批判性思维

批判性思维能帮助我们更清楚地了解各种情况、来访者和同事,以及我们自己的目的、负面情绪、态度、动机、才能和成长优势。这不仅能帮助我们更好地理解现实,还能让我们不再为防御心理或维护自己的形象而耗费心理能量。由于批判性思维不是天生的——尽管我们可能认为自己天生就具备这种能力——它需要自律、面对不愉快的勇气和耐力,让我们在自己的洞察力和成长方面没有像我们希望的那样迅速取得成果时,不会感到过度沮丧。

作为临床工作者,我们必须主动以批判性思考者的身份向自己提出以下的问题:

- 我是否能避免简单地以非黑即白的方式看待问题,并接受生活中的方方面面及其中的模糊性?

- 我是否能认识到我目前给出的"答案"或诊断始终是暂时的？
- 在讨论患者、临床情况，甚至在讨论我作为专业人士及个人所扮演的角色、具备的才能和有待成长的方面时，我是否能够在没有过度不适的情况下接受可能的结果？
- 我是否因为缺乏鼓励开放思想的智力和耐力，而需要快速找到解决方案或站在问题的某一边？
- 当我与他人意见相左时，我是否会因为个人排斥、形象受损或失败而感到不安，从而选择妥协？
- 我是否愿意"忘记"我学到的不再有用的东西，并对新的技术和方法持开放态度？
- 我是否意识到自己会以明显或不太明显的方式抵制改变，我是否明白自己的目标之一就是把情绪和极端反应看作是危险信号，而这些信号通常意味着我可能是因为恐惧、固执或其他防御性原因而坚持己见？

愿意做一个批判性思考者并面对这些问题，不仅需要动力，还需要认识到我们大多数人在大多时候都不知不觉产生了抵触情绪。

认识并克服自身对改变的抗拒

即使我们意识到了自己需要面对的问题，改变有时似乎仍难以实现。正如 F. 罗伯特·罗德曼（F. Robert Rodman）在他关于成为心理治疗师的经典著作《让希望永存》（*Keeping Hope Alive*）中所指出的那样：

　　每一个被足够注视、足够认真倾听的患者，都会显露其内心深处那个仿佛来自别处的孩童一面，这个孩子被困在混乱的

生活中，试图做正确的事情，无论正确的事情可能是什么，但最终却做了错误的事情。（1985，p.5）

这一点显然不仅仅适用于寻求心理咨询和心理治疗的人，临床工作者也需要认识到自己的抵触情绪。然而，即使他们想要这样做，有时也是说起来容易做起来难。

正如神学家、经典自传体作品《七重山》的作者托马斯·默顿所感叹的那样：

整整一天，我意识到自己身上的错误，并感到不安。我谴责自己背负着无用的傲慢包袱，以及它所带来的一切。我知道我在自欺欺人，但我无法放弃。我无法确切看清这种欺骗究竟在哪里。（1999，p.161）

我们必须尽可能多地了解自己的犹豫，才能获得心理韧性，并采取有效行动来解决那些我们需要改变的方面。如果你是一名心理健康或社会工作专业人士，那就更是如此了，因为心理健康或社会工作的压力如此之大，而克服重重阻力实际上就是造成生与死的区别，决定你是厚积薄发还是燃烧殆尽，是活得有意义还是在安静、迟钝的绝望中漂泊。

多年来，我们在帮助遭受情绪困扰的患者的过程中，对"心理韧性"这一概念的理解和阐述已经发生了变化。所以对这个概念的快速回顾是有帮助的，既有助于专业更新，又有助于临床工作者克服个人和职业成长障碍。

在心理学发展的早期，求助者对改变的抵触往往被认为仅是一个动机问题。当一个人没有成功改变时，心理咨询师就会觉得：我已经尽到我的职责，指出了你的困难；而相应地，你

却没有尽到自己的职责！责任都落在了寻求改变的人身上。我
们的目标是消除这种抵触，让他们重新获得动力。

如今，我们意识到，当一个人在个人和职业生活中抵触改变和成长时，他们并不是故意为难家人、朋友、同事和咨询师。相反，鉴于他们的个性风格、过去和现状，他们在无意识中提供了大量关于其生活中存在的问题的关键信息。这些信息将成为心理成长、职业发展和心灵洞察的新智慧源泉。

尽管我们仍然相信动机是取得进步的关键所在，但我们也看到，寻求改变的人如果想取得进步，也必须对自己有一定的了解并采取行动。简而言之，有动机或积极思考是好的，但显然还不够。（Wicks，2000，p.9）

作为临床工作者，我们知道，改变的动机并不是改变一个人的态度、认知和行为的充分条件，主要原因之一在于我们担心改变要付出的代价可能太高。例如，我们必须看到自己在问题中所处的角色，并为此做些什么。此外，当试图摆脱防御心理或不健康的竞争时，我们会担心其他人有什么反应。对于那些习惯于"魔鬼式"防御风格的人来说，走向良性转变也会令人感到意外的不安。这甚至会阻止他们的改变，会让他们在面对这种情况时感觉不自在。最后，看到自己在问题中所扮演的角色确实会让我们对过去产生一些消极的反思，反思我们在过去的行为中浪费了多少时间。尽管存在着对洞察力和成长的种种抵触，但保持不变所带来的"好处"的代价昂贵，而改变给我们和我们的来访者带来的自由和洞察力是巨大的。因此，面对习惯的顽固性和间接收益，我们必须采取一切可能的措施，使我们迈向自我认识和个人职业成长的步伐更加坚定。正如我们对待患者的方式一样，我们可以通过两种方法来提高自己的自我认识，一是提高我们对自身防御心理的敏感度，二是采取力所能及的行动来消除我们的抵触情绪。

提高对抵抗的敏感度，并克服它们

作为临床工作者，当我们试图将生活中的问题归咎于他人时，我们称之为"投射"。这种防御方式表现在许多明显和隐蔽的方面，包括否认自己在错误或失败中所扮演的角色、为自己的行为找借口、将自己的行为背景化、为自己的忽视或越界行为开脱、将失败合理化，以及将自己排除在外而专注于其他人所扮演的负面角色。

我们这样做的部分原因是对一种普遍倾向的回应，这种倾向是当我们试图为自己在那些令人不快的事件中所扮演的角色承担责任时，我们往往会做得过分。即不试图理解自己扮演了什么角色，从中吸取教训，而是把对自己所作所为的悔恨转化为对自己身份的羞愧。进而开始谴责自己，对自己的行为吹毛求疵，过于追求完美，在与其他同领域的人比较时不切实际，对自己所做过的事及其可能产生的影响过分负责。

一个更好、更有成效的方法是，我们应该认识到需要从事件中后退一步，试着以一种客观的方式来描述当时的情况，表现得就好像这件事是别人的事情，并设法对自己的角色产生兴趣。这样，我们就增加了改变的可能性。与此同时，我们也更有可能避免过度指责他人、谴责自己，或者在没有立即取得成果时感到气馁。因此，本着正念精神，为了进一步减少改变的阻力，这里列出了几种克服成长障碍的方法。

1. 发现的任何问题都不必立即更改；

2. 不谴责任何事情，只是中立地观察，就像发生在别人身上一样；

3. 不对任何事情进行辩护，不去批评或攻击，只是观察精力耗费在了哪些方面；

4. 观察结果，即使是令人不安的结果，也应被视为宝贵的信息；

5. 每次观察结束后，都应将所关注的问题写下来，以便对发现的问

题进行记录。（Wicks，2000，pp. 70-71）

有了这些方法，我们就可以再考虑以下原则：

> 有能量（正能量或负能量）的地方通常就有贪婪和/或恐惧。
> 当强烈反应的烟雾出现时，欲望之火通常也会出现，我们需要
> 知道它是什么。否则，我们的激情就不是好的能量，而是未经
> 审视的执念的产物。（Wicks，2000，p. 71）

然后，我们的激情会使我们执着于那些掩盖或歪曲事实真相的观点
和信念，而不是引导我们走向真相。典型表现包括争吵、不与其他共同
讨论事件的人分享全部信息或动机、抱怨某些方面的改变不现实、通过
冷漠的沉默或独占局面来搪塞他人、感到被误解或完全被忽视，以及其
他强烈的情绪或令人不快的行为。

另外，也有一些典型的迹象表明一个人在职业和个人方面确实重视
变化、成长和洞察力。这些迹象包括：

- 能够放手；
- 接受新的教训；
- 不自以为是；
- 发出表达自己情感的信号；
- 厌恶由贪婪和坏习惯带来的无尽痛苦；
- 有好奇心，但不妄加评论；
- 重视体验；
- 认识到偏好所带来的危险，这些偏好会阻碍我们体验生活中新的
  美好事物；
- 觉醒于当下，善于思考；
- 喜欢安静地冥想；

- 慷慨大方，充满活力；
- 学习、反思并将智慧运用到日常生活中；
- 轻松享受生活。（Wicks，2000，pp. 78-79）

通过认识和克服对于成长和改变的抵触心理，我们就会明白，改善我们处境最重要的人是我们自己。作为临床工作者，我们不是以自责或过度负责的精神来接受这一责任，而是抱以一种对自身可能性的好奇心来接受这一责任。我们会看到，有时我们是情绪化和固执的。之所以会出现这种盲目性，是因为恐惧和犹豫不决，这种恐惧和犹豫不决可能部分源于我们的过去，但可以肯定的是，这种恐惧和犹豫不决是以一种专制的、错误的信念体系为中心的。这就形成了一种"自我对话"的风格，它就像我们的朋友一样，似乎在支持着我们。然而，归根结底，它削弱了我们看清事物和拥有坚实自尊的能力。这种清醒和自尊必须植根于一种诚实的自我认知，这种自我认知能让我们平静地看待自己的才能和天赋，以及我们不断增长的棱角。

改善自我对话

认知行为心理学理论的主要贡献之一就是能够帮助人们更好地理解自己的信念（图式）和认知（思考、感知和理解的方式）是如何影响其感觉和行为的。不幸的是，作为治疗师、心理咨询师和社会工作者，我们了解到，感知自身和世界的功能失调很常见，而且往往得不到纠正。这种疏忽在心理方面是很危险的，尤其当你是一名临床工作者时。

几年前，精神病学家戴维·伯恩斯（David Burns）与开创性思想家亚伦·贝克（Aaron Beck）合作，在其畅销书《感觉良好》（*Feeling Good*）中阐述了人们如何陷入认知误区，从而导致抑郁和/或沮丧。追求完美的临床工作者如果没有意识到这一点，就特别容易陷入非理性思维的危险之中。时隔多年，我们再次回顾伯恩斯的论述，可以发现作为临床工作者，我们是如何犯下这些常见错误的：

- 非此即彼思维　看待事物的方式非黑即白。如果你的表现不够完美，你就会认为自己是个彻底的失败者；
- 以偏概全　把单一的负面事件看作是彻底的失败；
- 心理过滤　挑选出一个消极的细节并专注于它，以至于你对所有现实的看法变得暗淡无光，就像一滴墨水使整个烧杯的水变色一样；
- 否定正面思考　拒绝接受积极的体验，坚持以这样或者那样的理由暗示自己"它们不算"，虽然这种消极信念有悖于现实体验，但你却以这种方式固执地坚持……
- 情绪推理　认为你的负面情绪必然反映出事实非常糟糕，如"我感觉到了，所以它一定是真的"；
- 应该句式　试图用应该和不应该来激励自己，情绪的后果是内疚，当你把"应该"说成是"不应该"时，你会感到愤怒、沮丧和怨恨；
- 自责　认为自己是某些负面外部事件的起因，而事实上你并不是主要责任人。（1980，pp. 40-41）

也许问题的核心就在于：

消极思维很常见。出于某种原因，我们似乎都更相信消极的东西，而不是积极的。我们可以听到无数积极的事情，但不知何故，却让一些消极的事玷污和抹杀了我们之前收到的肯定性反馈。因此，我们需要：①发现并认识到我们的消极思维，

②将消极思维与我们体验到的抑郁/焦虑情绪联系起来，③用更现实的想法或信念取代消极自我对话。通过这种方式，我们可以改变自己的消极想法，从而最终改变我们的消极信念。

当反思自己的思想、行为和动机时，我们总能找到负面的参照对象来进行比较，而且不幸的是，我们经常这样做。将我们的处境与他人的处境进行消极比较从来都不是问题，保持正确的观点才是问题所在！

我们可能会说，我们已经知道这些但似乎无法付诸实践。当听到这句话时，我想起了马克·吐温（Mark Twain）的评论：正确的词和几乎正确的词之间的区别，就是闪电和萤火虫之间的区别。我们可能会说我们知道，但除非我们能够真正认识到并消除这种导致不安全感（和）增加防御心理的消极情绪，否则我们其实还是不知道。（Wicks，1988，pp. 30-31）

正如赖内·马利亚·里尔克在其经典著作《给青年诗人的信》中所写：

只有那些对一切做好准备、不排斥任何事物（哪怕是那些最神秘的事物）的人，才能将与他人的关系视为一种生动的存在，并且能够充分地从自己的生命中汲取力量。因为，如果我们把个体的存在比作一间间大小不一的房间，那么显而易见的是，大多数人只熟悉自己房间的一角、一块窗前的空地，或者他们来回踱步的一条窄道。于是，他们获得了某种安全感。可是那危险的不安全感是更具有人性的，它能促使亚仑·坡（Poe）的故事里的囚犯摸索他们那可怕的牢房的形状，从而让自己熟悉住所的难以言表的恐怖感，而不至于对此全然陌生。但我们不是囚犯，没有人在我们周围布置陷阱，没有什么来恐吓我们，让我们苦恼……我们没有理由不信任我们的世界，因为它并不敌对我们。如果它有恐惧之处，那就是我们要面对的恐惧；它有难测的深渊，这深渊是属于我们的；它有危险，我们就必须试着去爱这些危险。(1954/2004，pp. 68-69)

问题又来了：我们感知事物的方式与感知事物的内容同样重要。只有认识到这一点，我们才能看到，成功和失败都可以用来提升自我理解和自我欣赏的能力。这比把我们的成功和失败仅仅看作是生活和工作中不断起伏的"跷跷板"要更具有生命力。当认识到这一点时，我们看待或质疑自己的方式就会发生巨大变化，整体结果也会随之改变。

自我理解，而不是自我谴责，是自我质疑过程的基础。这一点需要我们反复思考，尤其是当我们系统性地自我评估自己的压力及个人和职业目标时。除了在访谈时保持这种非评判性的态度之外，采用一种结构化的方法可能会有所帮助，这样我们就不会回避或遗漏某些方面。当我们为了了解自己的认知和情感风格而对自己进行访谈时，很有可能会遗漏或不自觉地回避某些方面。因此，在提高自我认知的辨析过程中，我们提供了一份基本问卷（附录 E），并附有一份基本解释指南（附录 F），以促进全面的自我反思。不过，在此之前，让我们先讨论一下积极心理学如何帮助临床工作者（而不仅仅是来访者）以更平衡的方式看待自己。

积极心理学和临床工作者的自我意识

在临床心理学的大部分历史中（临床社会工作和心理咨询的历史可能稍短一些），重点主要是通过关注人格和悲伤的消极面来减轻痛苦，而在深化个人美好生活方面做得很少。然而，一些研究人员正在努力为如何在当今充满压力的世界中与人相处方面提供更多的帮助。

心理学家、美国心理学会（APA）前主席马丁·塞利格曼（Martin Seligman）发起了积极心理学运动，并在此过程中消除了医学模式只关注病理学的弊端，他认为：

> 积极心理学领域在主观层面是关于积极的主观体验：幸福和满足（过去），心流、快乐、感官享受和幸福（现在），以及对未来的建设性认知（乐观、希望和信念）。在个人层面，它涉及积极的人格特质——爱与使命的能力、勇气、人际交往技巧、审美情趣、毅力、宽恕的能力、独创性、前瞻性、天赋和智慧……心理学不只是研究疾病、弱点和伤害，它也是对力量和美德的研究。治疗不仅是纠正错误，还培养什么是正确的。预防工作中所取得的巨大进步主要来自个体内部系统的塑造能力，而不是修正其缺陷。这就是积极心理学对疾病预防的总体立场。积极心理学认为，有一套针对精神病理学的缓冲机制，即人类的积极特质。（2002，pp. 3-7）

从广义上讲，在观察行为时，塞利格曼还担心人们倾向于把积极的行为解释为补偿和防御的结果，而不是从积极的角度看待它们。他将此称为"根都烂掉的教条"，并在其广为流传的有益的书籍《真实的幸福》中对此进行了精彩的阐释。

> "根都烂掉的教条"还贯穿于艺术和社会科学领域对人性的理解。伟大的在世政治学家多丽丝·卡恩斯·古德温（Doris Kearns Goodwin）撰写的关于富兰克林（Franklin）和埃莉诺·罗斯福（Eleanor Roosevelt）的历史《非常年代》（*No Ordinary Time*）就是成千上万个例子中的一个。在思考埃莉诺（Eleanor）为何

毕生致力于帮助黑人、穷人或残疾人时，古德温认为这是"为了弥补她母亲的自恋和她父亲的酗酒带来的伤害"。古德温从未考虑过埃莉诺·罗斯福（Eleanor Roosevelt）内心深处追求美德的可能性。行使公平或追求责任等动机被排除在基本动机之外：如果这种分析在学术上要受到尊重，就必须有某种隐蔽的、消极的动机支撑着善良。我无法过于强调这一点……没有一丝一毫的证据表明力量和美德来源于消极动机。（2002，pp. x-xi）

他和其他研究人员在积极心理学领域的发现对于我们如何制定治疗方法非常重要。就本书的重点而言，这对临床工作者如何看待自己的职业和自身也很重要。

例如，关于人们为何渴望成为临床工作者的理论传统上包括以下消极动机和特质，如：

- 补偿临床工作者自己的童年经历；
- 渴望自我提升或获得掌控感；
- 满足他人依赖自己的需要；
- 满足成为他人生活中心的自恋需求。

迈克尔·B. 萨斯曼（Michael B.Sussman）在他的著作《心理治疗师的动机》（*A Curious Calling: Unconscious Motivations for Practicing Psychotherapy*），更加清晰地阐述了这些理论。然而，正如塞利格曼（Seligman）将埃莉诺·罗斯福的行为视为对美德的追求一样，我们为什么不考虑人们成为临床工作者的积极可能性，并给予它们同样的信任呢？从逻辑上讲，这些可能包括：

- 乐于助人；
- 真正同情和关心人们的痛苦；
- 渴望改变世界；

- 致力于拓展重要的知识领域;
- 帮助他人最大限度地发挥潜能所带来的喜悦感。

长期以来,我们似乎更容易接受这样一种现实,即临床工作者"内心深处"是出于防御而非积极的原因进入这一领域的。正如塞利格曼和这方面的其他研究人员所指出的,不幸的是,直到最近,这种说法仍然没有受到质疑,也没有得到证实,但却被默默接受了。

然而,就本书的目的而言,比意识到进入和留在临床工作领域的积极因素更重要的是,让临床工作者在一天工作结束后进行自我汇报或在一周工作结束后进行非正式的自我反思时,能够以一种不同的、更全面的方式审视自己,因此,临床工作者的这种韧性是被鼓励的,而不是被摧毁的。临床工作者工作和个人生活中的"反移情"和"补偿"确实是值得关注的现实,但关注自己的独特优势和治疗疾病的能力也同样重要,甚至可能更加重要。这项工作必须持续进行,因为正如塞利格曼指出的那样,发扬一个人的优点是增强和提高潜能的最佳途径之一。当然,这与临床工作者和其他任何人都息息相关。也如摩根(Morgan)在"意念"方面所指出的:

　　　　在第一次治疗过程中,我们通常会询问一些诱因、问题和痛苦之处,但往往忽略了询问更深层次的意图、愿望和价值观:
- "你内心的渴望是什么?"
- "什么对你真正重要?"
- "你最想过怎样的生活?"(2005, p.148)

与积极心理学的精神和意图相一致的是,对来访者采取这种美妙的方法,对我们这些治疗来访者的人来说,作用肯定也不小。

为了以最完整的方式实现这一目标,请阅读本书末尾有关积极心理学的推荐书目。此外，本章末尾还提供了以"积极心理学与临床工作者的自我提问/反思"为主题的问卷。在回顾这些问题时，临床工作者的目标是既避免只看自己的缺点和错误（尽管这可能是至关重要的），又欣赏自己的才能和天赋是如何发挥作用的，从而在两者之间找到平衡。这样做是为了平衡和深化对过去和现在的动机和行为的理解，也是为了在个人生活和专业工作中灌输更多的乐观和希望。这样做的理由是，这种更加平衡的心理减压态度有可能成为一个人在一天、一周、一个月、一年，以及周期性的人生变化中进行反思时最重要的部分。此外，正如我们将要看到的，积极情绪可以扩展到我们对待来访者和个人生活的方法中。

　　我认为彼得森在《积极心理学入门》一书中提出的几个观点是对该领域最吸引人、最简洁、最完整的介绍之一。将为回答章末的问卷做铺垫。彼得森认为：

> 积极心理学是对生活中正确的事情的科学研究。积极心理学并不否认人生的低谷，它是心理学中新命名的一种方法，将那些使人生更有价值的事物作为研究对象。虽然其标志性的前提条件更加细微，但却非常重要：生活中的美好事物与糟糕的事物一样真实，因此值得心理学家给予同等的关注。（2006，pp. 4，6）

积极心理学领域为研究"美好生活"提供了一个框架。彼得森也写道：

> 我们可以将该领域划分为三个相关主题：①积极的主观体验（幸福、快乐、满足、成就感），②积极的个人特质（性格优势、才能、兴趣、价值观），③积极的组织群体（家庭、学校、企业、社区、社会）。（2006，p. 20）

除了关注来访者的资产，积极心理学还研究了健康的组织如何促进心理健康（Seligman，2002）。

在心理健康理论中，心理学家芭芭拉·弗雷德里克森（Barbara Fredricks）（2004）的积极情绪"扩展和构建"理论强调，积极情绪和消极情绪的作用是不同的。消极情绪会弱化我们的思维能力和行动力，而积极情绪则会拓宽和建构知行反应。就好像消极情绪会让我们陷入消极一样，积极情绪则会让我们看到更多的可能性。彼得森指出如下观点：

> 消极情绪让我们警惕危险。当体验消极情绪时，我们的反应选择范围就会缩小，我们就会匆忙采取行动来避免所有危险。相反，积极情绪则预示着安全，我们对积极情绪的固有反应不是缩小选择范围，而是扩大选择范围并在此基础上继续前进。因此，积极情绪演化创造的收益不在此时，而在未来。或许，体验积极情绪是有利的，因为它们会引导我们参与活动，增加我们的行动力和认知能力。（2006，p.58）

就本书而言，这句话提出了一个来访者关怀之外的问题。也就是说，如果我们认为积极心理学的研究结果可能会调整我们的观点，使我们能够帮助来访者过上更充实的生活，那么我们是否也应该以这种方式帮助作为临床工作者的我们呢？更具体地说，在治疗结束后，我们是否应该只揭示和反思反常现象和错误，从而改进我们的工作？是否也应该注意到治疗中哪些地方是正确的？我们是否应该努力提高自己的治疗水平和天赋才能，同时减少失误？此外，在咨询室之外的个人和职业生活中，我们是否也应该考虑到我们如何充实地生活，并寻求进一步提高？这难道不比仅仅注意到压力，从而避免不必要的职业倦怠或替代性创伤后应激障碍更有意义吗？

彼得森还补充道，如米哈里·契克森米哈赖（Csikszentmihalyi）

（2000）在反思他的工作及这位著名的积极心理学研究员/学者在其广受好评的《心流》（*Flow*）这部书中所写的，"心流"描述的是一种伴随着注意力消耗活动的心理状态。要体验"心流"，必须在已经掌握的技能和遇到的挑战之间取得理想的平衡。如果一项活动太难或太简单，都不会产生心流。随着我们完成一项活动的能力的提高，体验"心流"的机会也会增加。一旦一个人发现了对他或她最有价值的活动，那么必须定期将这些活动添加到其生活中。（Peterson，2006）

这只是不同研究人员在这一广泛领域中的研究方法。刚刚提到的特殊方法——"心流理论"——也与临床工作者的自我认识和自我关怀特别相关。技巧与挑战的平衡可以为心理治疗师、心理咨询师和社会工作者提出以下有益的问题：

1. 在哪种临床情况下，我似乎会忘记时间？

2. 我希望在临床实践中遇到哪些挑战？

3. 在与来访者的合作中，有哪些技能可以帮助我减轻压力？

4. 鉴于我的才能和天赋，我似乎确切地知道对哪类来访者该做什么，且最有帮助？

5. 我什么时候最担心其他专业人士会怎么看我？我能做些什么来减轻这种担忧？

6. 我最喜欢哪些职业经历？为什么？我能做什么来增加这些经历发生的可能性？

7. 哪类来访者或来访者端问题低于我的技能水平？哪些与我的技能水平相当？哪些高于我的技能水平？

8. 我是如何处理上述这些问题的？

9. 我真正觉得哪些类型的临床情况具有内在动力，为什么？

与此相呼应，其他相关的积极心理学主题，如感恩、乐观和希望，也是需要反思的重要领域。积极心理学书目选编的书籍中提到了这些主题，本章末尾的调查问卷中的一些问题也是这些主题的推动力，本章后记中也简要提到了这些主题。不过，我们的主要目标是提供一个反思指南，不仅关注需要改进的方面，还关注那些值得回忆、赞美和强化的经历、事件、行为、认知、天赋、才能和条件。无论是否在意，这种方法都需要被纳入一份内容丰富的工作-生活方式清单，以帮助临床工作者恢复活力。如果不这样做，很可能会使临床工作者心灰意冷、自我价值观失衡、自我控制感缺失，最终造成不必要的二次应激。这就是在临床工作者的自我关怀/自我意识过程中融入积极心理学和正念方法至关重要的原因。

鉴于此，本章最后设计了一份调查问卷，旨在鼓励临床工作者思考积极心理学如何可以让他们深入了解自己的行为、认知和生活方式，以及他们是如何开展社会工作、心理咨询或心理治疗的。虽然这些问题本身就能让临床工作者根据新的见解做出改变，但对这些问题的思考也会鼓励他们进一步阅读塞利格曼（Seligman）、彼得森（Peterson）、弗雷德里克森（Fredrickson）、契克森米哈赖（Csikszentmihalyi）、博尔德（Boldt）、约瑟夫（Joseph）和林利（Linley）（他们都在积极心理学方面为临床实践提供了元理论）等作者的作品，以及推荐书目中列出的有关该主题的其他专业著作。当然，在下一年的自我关怀协议中，将此类阅读和反思作为专业/个人更新活动的一部分，与我们鼓励的增强韧性、角色和丰富生活是一致的。

积极心理学与临床工作者的自我提问/反思

许多网站（如 authentichappiness.org，与马丁·塞利格曼的《真实的幸福》一书有关，该书为大众而写）都是有关于积极心理学的在线调查。此外，有关该领域的研究还出版了许多书籍。其中主要有彼得森

（Peterson）的《积极心理学入门》（*A Primer in Positive Psychology*）、塞利格曼（Seligman）的《真实的幸福》（*Authentic Happiness*）和博尔德（Boldt）的《追求人类的力量》（*Pursuing Human Strengths*）。本书提供的积极心理学推荐书目中还列出了其他一些书籍。在回答以下更有针对性的问题之前，你最好先查看积极心理学文献中提供的一些普通的在线调查或练习。如果没有查看过，那么我建议你利用这些资料，因为它们是由该领域的领军人物开发的。

这些问题是专门为临床工作者设计的，其制定的目的是激发他们进行初步的反思，这些反思与积极心理学的一些重要主题是一致的，因为它们与临床工作者本身有关。另一个目的是激发临床工作者的兴趣，让他们进一步阅读本书中所列的相关书籍，以深化自己的人生，并拓宽他们对来访者/患者制定的治疗方法。

这些目标的总体宗旨是鼓励临床工作者完善自我评估的模式，使其不仅仅基于预防、限制或改善消极或不良的习惯、特质或临床风格。鉴于大多数心理学家、心理咨询师、社会工作者、精神科医生、精神科护士、辅导员和其他专业护理人员都接受过相关培训（例如，意识到自己的反常现象或认识到无法为来访者提供准确的家庭作业），这种类型的反思通常是必然的，但往往缺乏的是一种基于对积极情绪和特质欣赏的更广泛、更具创造性的方法。如前所述，这种想法不仅可以改善对来访者的关怀，还可以缓和负面的自我批评，使自我意识更加平衡、有力和准确。在这一过程中，它还能使人对自己的整体职业和个人生活产生更具创造性、更有成效和更高效的认识。结果是什么？更健康地追求人类的优势和美德，这反过来又能使临床工作者及其来访者更深刻地认识到什么可能有助于更充实的生活。

医患关系要通过临床工作者更广泛的积极的自我意识来完善，因为作为临床工作者，我们能与来访者分享的最大礼物之一就是我们自己的平和、喜悦、希望，以及对自身优势、美德的理解，还有那些可能阻碍这些品质发展的因素。然而，我们无法完全分享那些我们自己都未能完全认识的东西。

供思考的问题

你发现是哪些人或哪些情况让你的生活更快乐、更有意义？

你如何改善这些情况并培养这些关系？

作为一名临床工作者和一个普通人，你认为自己最重要的目标是什么？

你是如何享受实现这些目标的过程的？

你的主要优势和优点是什么？

你如何在日常生活中运用它们？

作为临床工作者，你有哪些特殊才能？

你如何培养这些才能，尤其是在加强与来访者的治疗关系方面？

你认为你成为并长期作为临床工作者的积极动机是什么？

作为一名临床工作者，你有什么策略来面对你成长过程中遇到的障碍，以及你在遭遇痛苦/死亡时的风格是什么样的？

你最近接受了哪些新的临床经验，这些经验对你来说，无论是作为一名临床工作者还是一个普通人都有拓展作用？

最近有哪些事例可以说明你是如何认识到自己的情绪并在临床中创造性地运用这些情绪的？

作为临床工作者，你采用了哪些方法来消除自身成长的障碍？

就你自身的优势和美德而言，你作为一个人的最佳表现是什么？作为一名临床工作者呢？

这些优势和美德与你的总体人生哲学有什么联系？

你是如何强化这些优势和美德的？

对你来说，发挥这些优势与①发展有益的人际关系、②作为一个人和临床工作者的幸福感及③心理效能感之间有什么联系？

作为一名临床工作者，在遇到极具挑战性的来访者时，你是如何增强自己的应变能力的？

回顾自己的一生，是什么让你更加珍视自己的生命？

对于如何使自己和他人茁壮成长，你有哪些想法和信念？

作为临床工作者和个人，你有哪些方法来确保自己的自主性？

鉴于你的职业目标/个人人生使命，你有什么具体计划来实现它？

你如何确保工作和生活的平衡？

你如何描述你与那些和你关系最亲密的人的相处风格？

来访者和非来访者认为你最可爱的地方是什么？

你觉得自己有哪些值得你和他人珍视的特质？（勾选与之相关的每一项；勾选后，再回头仔细查看对你来说特别突出的特质）。

- 可靠
- 负责任
- 开放
- 灵活
- 乐于接受
- 值得信赖
- 友好
- 充满希望
- 善解人意
- 温暖
- 成熟
- 相处愉快
- 富有同情心
- 鼓舞人心
- 精力充沛

- 问题解决者
- 冲突解决者
- 宽容
- 延迟满足感
- 有自知之明
- 以大局为重
- 快乐
- 热情
- 坚强
- 愿意倾听
- 终身学习者
- 体贴
- 浪漫
- 坚定
- 自信
- 情绪稳定
- 勤奋
- 善于交际
- 移情
- 能够建立亲密关系
- 能够留出时间思考、安静和独处
- 容易与他人分享想法、感受和希望
- 能够监控和调节自己的强烈情绪
- 能很好地处理分歧和意外情况
- 能够确定优先事项并遵照执行
- 认为幸福比快乐更重要，并知道如何才能获得幸福
- 认为正念练习对自己的生活有价值

- 有一个稳定的朋友圈
- 能够自嘲
- 乐观

在临床实践和个人生活中，你可以通过哪些有趣而独特的方式来发挥上述才能、天赋和优势？

你参与了哪些机构（大学，医疗机构，宗教、社区或政治组织，专业协会）的活动？你的努力给你和机构带来了哪些好处？

在你生命的最后阶段，有一篇关于你的文章。你希望文章包含哪些内容？

当你回顾自己的一生时，在职业和个人方面，你最感激的是谁和什么？

在你的职业和个人生活中，你是如何品味美好经历的？（请举例说明）

你最喜欢哪些休闲活动？

如何确保它们出现在你的日程表中？

如何增加与愉快、刺激、鼓励、启发、幽默的朋友接触的频率？

根据你对积极心理学的了解，你还会问自己哪些问题（就像你会问来访者一样），从而使你对自己的个人生活和所从事的有意义的工作有更多的了解？

第五章
远程心理健康时代的心理韧性

时代在变化。

——鲍勃·迪伦（Bob Dylan）

我总是从我去过的地方离开，到达我要去的地方。

——《小熊维尼》（*Winnie the Pooh*），A. A. 米尔恩（A. A. Milne）

2020 年 4 月，《纽约时报》（*New York Times*）发表了心理治疗师兼作家洛莉·戈特利布（Lori Gottlieb）的一篇评论文章，其描绘了一个人坐在卫生间马桶盖上的情景。这篇文章的标题是《在心理治疗中，厕所已经成为新的沙发》，其指出了这样一个现实：在 2020 年 3 月美国封锁期间，随着新冠病毒感染的蔓延，对于一些人来说，合乎伦理的远程医疗实践意味着只能在家中唯一可以关闭的门后进行会诊。对于那些居住在狭小共享空间中的人来说，这很有可能就是卫生间。虽然文章暗示坐在马桶盖上的是来访者，但显然任何了解大多数治疗师薪资水平的人都知道，这同样有可能的是咨询师坐在卫生间或类似的非常规场所。一位应届毕业生表示，她在自己的步入式衣柜里给来访者提供远程咨询，也就是被一些人称为衣柜办公室（"cloffice"）的地方。这种设计甚至出现在纽约市疫情后期的房地产列表中。直到她的家庭能够理顺封锁期间家中可用空间的使用安排，她才停止使用这个空间。任何有孩子或室友及居住在小公寓的人都可能在新冠疫情封锁的某个时刻坐在衣柜办公室、卫生间或临时搭建的地方通过符合美国健康保险流通与责任法案（HIPAA）的技术平台提供或接受心理健康服务。在当时，这是最好、最有职业道德及最合法的选择。这是一种危机心理健康保健。时代确实在"变化"。

不论背景模糊或房间布置得当与否，没有人说临时搭建的办公场所是无法进行咨询的场地。如果治疗师可以充分投入并实施循证实践，来访者就可以得到帮助。但是如果来访者没有保密空间并在非保密空间进行咨询，就像许多来访者在新冠疫情期间的情况一样［一位被督导的咨询师告诉我，她（MBW）的来访者曾经试图在公共厕所隔间接受咨询］，治疗效果肯定会受到影响。然而，假设存在保密空间，随着时间的推移，咨询师仍然会面临与远程医疗的形式相关的独特倦怠风险，所以这一点不能也不应该被忽视。虽然远程心理健康咨询曾经在新冠流行的极端时期被定位为提供可持续咨询服务的必需品，但现在它不必以同样的方式被看待。现在我们有空间考虑远程心理健康咨询的好处和它对心理咨询师健康的隐患。远程医疗既可以促进咨询师在该领域的长期工作，又会导致咨询师职业倦怠。承认这个二元性，可以为我们提供一个维持思考和实施远程心理健康服务的框架，进而构建一种心理韧性模式。如果不采取心理韧性框架来进行远程心理健康服务，倦怠将会变得不可避免。

我们知道心理韧性与一个人的思维方式有关。心理学家兼作家卡伦·雷维奇（Karen Reivich）和安德鲁·沙特（Andrew Shatte）（2002），在他们的著作《心理韧性因素》（*The Resilience Factor*）中强调了其15年的研究成果，表明预测一个人的心理韧性的首要因素与其认知有关，也就是他们看待一件事的方式。他们认为，有韧性的心态可以改变体验的力量。他们写道：

心理韧性带动转变。它将困难转化为挑战，将失败转化为成功，将无助转化为力量。非心理韧性思维方式可能导致我们坚持不准确的想法、对世界的执念和不恰当的问题解决方式，从而消耗情感能量和宝贵的心理韧性资源。（2002，P. vi）

远程心理健康服务本身并不能预测倦怠或促进心理韧性，重要的是我们如何看待远程心理健康服务及如何将其融入我们的工作生活中。如果从业者能够培养一种思维模式，坦然诚实地看待远程心理健康服务的风险，如果他们可以在远程心理健康服务中运用心理韧性模式——一种关注远程心理健康服务的风险和收益的自我关怀实践，一种具有心理韧性的思维风格——那么远程心理健康服务可能是当今数字时代心理治疗的新型解决方案。如果从业者不能接受这种观点，那么远程心理健康服务可能会成为无声的有毒压力的来源。这种压力会非常缓慢地、逐渐地导致临床咨询师倦怠。也许一些临床工作者已经走在这条路上了。

远程心理健康简史

远程医疗似乎是在一夜之间出现的。然而，它的出现及演变已超过了一个世纪。远程心理健康，又称为远程精神病学或远程心理学，被美国国家心理健康研究所称为"使用电信或视频会议技术提供心理健康服务"。据纽约心理健康办公室称，远程心理健康服务"不包括电话交谈、电子邮件或传真传输"（omh.ny.gov）。虽然由于新冠疫情促使了使用远程心理健康这种方式的大爆炸，其根源可以追溯到20世纪初。从有远程技术开始，就有了实践远程医疗的能力。对于一些大胆、有开拓精神的医生来说，远程医疗的使用开展得相当迅速。

在2012年的远程医疗研讨会上，加利福尼亚大学医疗保健系统的托马斯·奈斯比特（Thomas Nesbit）博士强调了很早运用远程医疗的一些例子，包括《柳叶刀》1879 年的一篇文章。这篇文章建议使用电话提供更低成本的服务给医疗患者。后来，一篇刊登在 1925 年《科学与创新》（*Science and Innovation*）杂志封面的专题文章描绘了一位医生通过无线电给一位患者提供治疗，并想象使用类似 Zoom[①]的技术与不同地点的患者交流。20 世纪 50 年代中后期，内布拉斯加大学和内布拉斯加精神病学研究所使用远程精神病学对精神科医生进行了治疗和教育。（Board on Health Care Services，2012）

　　基于视频的远程心理健康研究正在兴起。数据表明该模式是一种很有前途的咨询方式并且可以替代传统的面对面治疗。早在 20 世纪 90 年代及在新冠疫情暴发之前的元分析研究就指出使用科技手段评估和治疗与面对面的接触一样有效：来访者们表示很满意，甚至精神病儿童的家长也很满意（Hilty et al.，2013）。2009 年，美国退伍军人事务部（VA）进行了一项研究并在 2014 年发表展示首次 VA 家庭治疗计划的有效性。VA 2009 计划突出了来访者对家庭远程心理健康服务的满意度高、来访者的安全感高，以及缺席预约的概率低（Shore et al.，2014）。远程心理健康在新冠疫情之前就是有效的，只是在当时对于大多数人来说似乎不是普遍必要的。

流行病远程心理健康是必要的

　　希腊哲学家柏拉图（Plato）在其著作《理想国》（*The Republic*）中提出 "需要是发明之母"。随着 2019 年 12 月发现新冠病毒感染和 2020 年 3 月美国恳请公民待在家里及避免个人接触，远程心理健康服务成了必需品；因为心理健康服务显然不能停止。当时全世界都以为三周后生

---

① 远程视讯会议平台。

活将恢复如初。带着天真、希望、对这种新型病毒的有限认知，以及没有应对流行病的经验，几乎全体美国人都相信四月或者最晚五月就会恢复正常生活。我们对世界运作的全球性固有认知无法让我们理解任何不同的现实。我们以为病毒感染很快就会结束。

2020 年 3 月封锁的几天后，在戴口罩成为规定之前，我（MBW）路过一个邻居家。我们本能地站得很近，聊了一会儿在家的时光和短时间内不需要通勤的确幸。这位邻居开玩笑地说："我有 6 品脱（1 美制品脱=0.473）冰淇淋和 3 瓶酒，还有什么其他可需要的呢？"这基于他认真的评估。不管用何种想象力，我们都以为这将是暂时的。事实证明，我们要成功度过那段时间，需要的远超于冰淇淋和酒精。在新冠延续期间，许多人需要的是心理帮助。来访者需要以一种安全的会面方式与咨询师一起搞清楚世界正在发生的事情及如何找到摆脱疫情的出路。在可预见的未来，远程心理健康将会一直存在。

小马丁·路德·金（Martin Luther King Jr.）提出，当面对逆境时，运动是必不可少的。

> 如果你不能飞那就跑，如果你不能跑那就走，如果你不能走那就爬，但无论你做什么，你都必须保持前进。

精神卫生服务不断向前发展，取得了快速转向远程心理健康服务的巨大成就，即提供咨询服务的安全虚拟平台。这是一场"远程心理学革命"（Pierce et al.，2020）。2021 年，即疫情暴发一年后，在对美国 2500 名心理学家的调查中发现新冠疫情期间远程心理治疗的工作量增加了85.53%；34%的工作者表示即使新冠疫情结束后他们的临床工作仍将保持在线上进行（VCP）。2020 年 6 月的一项美国精神病学协会的调查发现，在新冠疫情之前，64%的工作者没有通过远程医疗平台见过任何患者。然而，在 2021 年 1 月的一个追踪调查显示，超过 80%的精神科医生表示他们通过远程医疗接诊了 75%～100% 的来访者。

临床医生对于远程心理健康的思维方式发生了巨大转变，从不想使用到不想放弃。在疫情期间的一个督导小组里，一位刚开始使用远程咨询的精神分析师兼心理学家分享了一个意想不到的观点：我永远都不会回办公室了！当临床医生采用远程心理健康服务时，许多好处正在变得越来越明显。这场新冠疫情让许多临床医生发现了一颗在远程心理健康中闪亮的、他们不愿放下的宝石。有时候确实是这样的，我们在面临巨大挑战和挣扎的时候会发现宝石。远程心理健康将继续存在。

当然，我们不能忘记，远程心理健康服务的广泛应用始于疫情时期，而疫情本身正是导致临床医生压力累积到有毒水平的"完美风暴"。来访者对服务的需求也增加了。随着当下的生活与新冠疫情前的生活的差距越来越大，恢复正常的幻想相应地减少，因此，对咨询的需求相应增加了。这是可以理解的。世界变得不可预测，前进的道路变得未知，并且我们明显缺乏掌控力。我们对安全这个词的全球性假设被粉碎了。罗尼·贾诺夫·布尔曼（Ronnie Janoff-Bulman）（1992），在她的书《破碎的假设：迈向新的创伤心理学》（*Shattered Assumptions: Towards a New Psychology of Trauma*）中写道，为了健康，一个人必须相信世界是可以预测的、正义的、仁慈的、有意义的；而且自我是有能力和值得的。疫情期间很多人，包括咨询师，都有过把自己当做世界的受害者而不是原动力的经历。在新冠疫情期间，父母、祖父母、阿姨、叔叔、朋友或邻居的离世，错过的庆祝仪式，以及增加的洗手次数和戴口罩频率，使这场疫情充满了压力、失去感和让包括临床医生在内的许多人都感到的恐惧。

疫情期间，存在着一种集体性的压力和创伤。来访者和咨询师都经历着同样的压力事件，而咨询师则被寄予厚望，为来访者提供一个能够带来洞察力和智慧的空间。在这种情况下，同理心可以很简单。但是纠缠、过度认同和有触发压力和创伤事件中会引起不良情绪的信息都很有可能出现。

最后，要特别注意的是咨询师在疫情期间运用应对技能的机会减少了很多。所以咨询师在助人职业中习得的许多应对压力的方法都不能以同样的方式进行。群体宗教活动和仪式成为疫情期间最危险的聚集性活动之一。健身房关闭；餐馆仅限于阳光明媚、温暖的、可以在外面用餐的日子里才开门；艺术博物馆、现场戏剧和音乐，这些让人类连接到比自身更大的东西，甚至连接到超越感的方式都不再是安全的选择。这些自我关怀方式，曾经可以减轻压力，但现在却需要承担压力风险评估。

《小熊维尼》中，A. A. 米尔恩塑造的迷人小熊维尼角色说："我总是从我去过的地方离开，到达我要去的地方。"临床工作者要明智，不要忘记他们是离开了疫情前的现实，离开了天真和暂时无法恢复或者永远都无法恢复的轻松，才到达了远程医疗世界。对于远程心理健康服务中的损失，必须加以注意和讨论才能减少倦怠。它与"远程医疗是什么"的关系不大，更多的是关于"为什么咨询师发现自己处于虚拟空间中"。

后疫情时代的远程心理健康版图

如今，两年半过去了，新的常态出现了。远程心理健康服务曾一度是许多人获得医疗服务的唯一选择，但现在已成为多种选择之一。临床工作者可以更自由地考虑是否运用远程医疗，因为它不仅会带来益处，在心理韧性背景下该模式还可能存在着风险。临床工作者可以在远程心理健康服务普及之前采取措施来应对可能与该模式有关的倦怠。正如新冠病毒在被意识到之前就开始传播一样，毒性压力和倦怠也是如此。

远程医疗的风险与回报

有些人说"快乐大于悲伤"，而其他人则说"不，悲伤更大"。但我告诉你们，它们是不可分割的。它们是一起来的，当其中一个独自和你一起坐在餐桌上时，请记住另一个已在你的床上睡着了。

——卡里·纪伯伦（Kahlil Gibran），《先知》（*The Prophet*）

卡里·纪伯伦明智地认识到，风险和回报往往是相连的。事实上，一个的存在为另一个提供了空间。正如阴影因为光而存在一样，远程心理健康服务的优点也可能导致临床工作者倦怠。远程心理健康服务给临床工作者的生活带来更多快乐还是更多悲伤，并不取决于 Zoom，而取决于咨询师。

灵　活　性

灵活性对于人的健康至关重要。约瑟夫·普拉提（Joseph Pilates），一位前舞蹈家，也是普拉提运动的创始人，他建议说："如果你在 30 岁时脊柱完全僵硬，那么你就老了。如果到了 60 岁还完全灵活，那么你还年轻。"

然而，正如舞蹈家和体操运动员所知，关节的灵活性有一个健康的临界点。如果一个人某个关节周围的肌肉过于柔韧，那么周围肌肉对关节的支撑就会减少，关节就会变得脆弱，随之而来的是损伤。同样对过度灵活性的担忧也出现在关节过度活动谱系障碍（HSD）中，这是一种罕见的使人衰弱的结缔组织病。正常结缔组织强韧而富有弹性，而患有 HSD 的人的组织则过于柔韧和松弛。这会导致慢性关节松弛、慢性关节不稳定和慢性关节疼痛。当然，慢性疼痛会消耗身体和心理，使人每天都感到不适、虚弱和疲倦。灵活性是必不可少的，但过度的灵活性则会让人精疲力竭。

这一点同样适用于远程心理健康服务最显而易见的好处之一：灵活性。远程医疗为来访者和咨询师提供了更灵活的会面时间，他们在会面地点方面拥有更大的灵活性。由于通勤时间很少或者不涉及通勤，白天他们可以有更多的空闲时间。咨询师可以在午休时间、清晨或深夜见来访者。由于来访者在不同的 Zoom 会议室内，他们可以被更紧凑地安排在一起而不必担心时间冲突。以前那些因个人事务繁多而无法将预约时间安排得很紧凑的咨询师，现在可以增加接待的个案总数，并有时间接孩子、参加学校活动、锻炼身体、去美容中心、帮助年迈的父母或祖父母、预约个人远程治疗、洗大量衣服、快速准备饭菜等。

美国国家心理健康研究所将灵活性与来访者的便利性联系起来，写道：

> 远程心理健康咨询无须出行。这通常意味着更少的休假时间、更顺畅的交通，以及与儿童保育等后勤工作的协调。患者还可以在提前通知较短的情况下更灵活地进行预约。（nimh. nih. gov）

当然，潜在的好处也惠及治疗师，他们也可以更加灵活地安排工作和生活。

然而，远程医疗面临着一种过度灵活性的风险。这种过度灵活性可能会导致慢性压力和倦怠，因为临床工作者会超额安排临床时间并将一天中的剩余时间填满。临床工作者可能会感受到更大的压力，既有来自内部的承诺和责任意识，也有来自工作场所的外部压力。因为他们需要在没有提前通知的情况下见来访者，这种做法有时会很有效，但随着时间的推移，可能会成为职业倦怠的重要根源。

对于许多人来说，远程心理健康服务的好处之一，尤其是在疫情开始时，就是没有"浪费的通勤时间"。早晚的通勤让很多人感到匆忙，尤其是那些身处交通拥堵的大都市的人。然而，在家工作意味着失去界限空间，即一个目的地和下一个目的地之间的物理空间。失去物理空间可能也意味着失去心理界限空间，步行去停车场、火车站或公共汽车站，以及坐车回家等过程都是创造增加工作和家庭的物理距离和情感承诺的心理距离的机会。一个人的工作和生活之间曾经有 15、30 分钟，甚至45 或 60 分钟的时间间隔，现在可能有 15、30、45 或 60 个步骤。如果咨询师诚实的话，单击 Zoom 会议室中的"为所有人结束本次会议"图标可能不足以实现所需的过渡。在公共交通上走神、阅读报纸、观看电视节目或纪录片、收听播客或最喜欢的 Spotify①节目的时间，都可能在远程心理健康世界中消失。当然，人们可以继续进行有益的过渡仪式，但这不能同时发生。有时，只有当人们失去了一种曾经被视为带有强烈负面偏见的仪式（例如通勤）时，才会认识到埋藏在表面之下的益处。

访 问 途 径

远程心理健康服务的第二个好处在于它提供的访问途径。临床工作者能够接触需要治疗的患者的能力已经扩展到划定的州界线，对于在多个州获得执照的临床工作者来说，范围更广。对于生活在农村地区的患者来说，当地的临床工作者较少，或者专门治疗某些疾病的临床工作者[例如饮食失调专家、接受过脱敏和再处理（EMDR）培训的治疗师、辩证行为疗法（DBT）治疗师、家庭治疗师]较少，但如今他们有了更多机会接触到可以提供帮助的临床工作者。

远程心理健康服务的普及与来访者对服务的需求增加相吻合。研究持续表明，心理健康问题在疫情期间有所增加。美国卫生局局长在 2021

---

① 线上音乐媒体平台。

年 12 月的一份报告强调了儿童心理健康服务需求增加。该报告指出，新冠疫情至少暴露了已经存在的儿童健康服务的需求，并可能导致对服务需求的增加。美国心理学协会的数据显示，2020 年的心理治疗需求有所增加，其中需求增幅较大的为以下几类患者：焦虑症（增长 10%）、抑郁相关疾病（增长 12%）及创伤和压力相关疾病（增长 12%）。毫不奇怪的是，调查还指出，服务需求增加、来访者取消服务的情况减少、从业者工作量增加、来访者等候名单变长，以及无法满足来访者需求的感觉更强烈。在接受调查的治疗师中，近一半表示自己有倦怠感。2020 年近 50% 的心理学工作者意识到了倦怠；这意味着那些没有意识到或处于亚急性倦怠状态的心理学工作者可能会进一步增加这一数据。

　　远程医疗提供的临床服务机会及患者等待服务的漫长名单意味着，临床工作者帮助的患者数量总是多于临床工作者有时间去帮助的患者数量。更糟糕的是，临床工作者应该提供更多帮助，这种感觉的产生可能与获得帮助的途径有关。临床工作者必须小心，不要陷入自大妄想症。助人专业人士不是神，尽管有时感觉如此，但他们没有超能力来增加一天的工作时间。在助人专业领域，有时试图帮助更多来访者只会导致得到帮助的人减少。同样，临床工作者必须记住，他们并没有给这个世界带来痛苦。这在研究生临床监督中是一个常见主题，因为接受培训的学生第一次通过心理健康护理需求的视角来体验世界。一名学生在 12 月底的研究生研讨会上分享道："似乎到处都有大量的需求。"我回忆起自己研究生时期在一家社区心理健康机构的工作，当时我是仅有的两名讲西班牙语的治疗师之一，而等待名单上有超过 35 名儿童。我当时曾想过，名单上 20 号及以上的家庭永远不会得到我们机构的帮助；我记得那种深深的绝望感。人们觉得需要帮助是永无止境的。伊丽莎白·沃泽尔（Elizabeth Wuzel）在《百忧解之国》（*Prozac Nation*）一书中写道"只要能看到尽头，人类就能生存下来"。但是，如果看不到尽头，人类会发生什么呢？

当临床工作者无法在短时间内看到工作尽头时，随着人们获得服务的机会增多、对服务需求的意识增强，就会增加更多倦怠。对于帮助那些经历因疫情带来的压力、失落、焦虑、抑郁、创伤、家庭冲突和成瘾的人的临床工作者而言，如果他们失去了帮助他人的意义框架，产生了一种错觉，认为他们可以终结世界上的与疫情相关的焦虑、抑郁、创伤、家庭冲突和成瘾，那么他们就会走向职业倦怠。临床工作者从未被要求在全球、社会或社区层面解决这些问题，这并不意味着临床工作者的工作没有意义，而是意味着人类的苦难永远存在。全球范围内的人类苦难不可能被临床工作者在 50 分钟内终结。

远程医疗之所以如此成功，部分原因在于它打破了界限。这既有收获，又有风险。接触到处于家里的来访者，可以提供重要的临床信息。一位作者写道，如果和一个孩子在房间里交谈，谈论她对衣柜里"怪物"的恐惧。临床工作者和来访者可以去查看那个衣柜，这是只有家庭治疗才允许的方式。在某些情况下，看到家庭空间可以让治疗工作不局限于只谈论临床问题，而是朝着亚隆①启发下的"此时此地"的体验式治疗前进。然而，有时看到来访者的空间可能会以不同的方式让人感到不安或筋疲力尽，比如看到非常富裕的空间或看到非常贫困、边缘化的空间，给人的感受不同。当临床工作者看到来访者所处空间时，他产生的感受必须在督导甚至个人治疗中加以考虑，因为这会带来风险而非益处。

当在家工作时，界限模糊也可能是一个问题。例如，当你在一个背景模糊的卧室中工作，或者通过屏幕倾听、包容、为来访者提供支持时，你的卧室就变成了工作场所。此时，来访者的声音充满了你的卧室。在远程心理健康以外的背景下，"你的来访者的声音充满了你的卧室"这句话显然是与反移情或严重违反伦理道德，或两者兼有相关的督导的必要

---

① 欧文·亚隆（Irvin D. Yalom）是美国著名心理学家、精神医学大师、存在主义心理治疗的奠基人之一，也是当代最具影响力的心理治疗学家之一。

主题!虽然在远程心理健康服务的背景下,这两种情况都可能不是现实,但在家工作是与心理阈限空间相关的真正威胁。当谈到增加访问权限时,好处是你的来访者可以在任何地方;威胁在于,你的来访者可能无处不在,从而占据了你个人最私密的空间。

临床工作者需要与工作保持心理距离。正如来访者需要受保护的临床空间一样,临床工作者也需要受保护的非临床空间。使用远程医疗时,个人世界和职业世界之间的空间可能会缩小,成为一个危险的空间。要充分为来访者提供服务,需要:①在临床时间内,与来访者一起的受保护的空间和时间,②在临床时间之外,以符合咨询伦理道德的方式,拥有专门的空间和时间,不为来访者提供服务。无论对来访者还是临床工作者而言,空间是神圣的,必须加以保护。

虚 拟 面 孔

一个地方的人可以与另一个地方的人实时交谈,这是多么神奇的事啊? 30 年前,这还被认为是科幻小说中的情节。然而,Skype、Face Time、Zoom 等软件已经使看到虚拟面孔成为一种正常的联系方式。然而,必须记得的是,在 Zoom 上与来访者坐在一起并不完全等同于在线下与来访者坐在一起。虽然交谈内容相同,但人际交往过程不同。与虚拟面孔交谈似乎与同一房间里的人交谈一样,但又不一样。当我们和他人一起在 Zoom 会议室里时,我们不在同一时间、空间和地点,以不同的方式占据着维度。

我们知道,远程视频平台需要长时间近距离盯着来访者的脸、你自己的脸或两者兼具。音频延迟会增加负面看法,增加人与人之间的不信任感。此外,盯着电脑屏幕或摄像头而缺乏眼神交流会导致沟通困难。Zoom 作为一个平台可能会同加剧和减轻孤独感。

类似 Zoom 的模式还要求人们暴露在蓝光下,大量数据表明了这对人类的不利之处。

　　使用电子产品进行会议的最广为人知的结果就是"Zoom 疲劳"，这是现代词汇中的一个新词，用来表达长时间在视频会议平台上开会后产生的疲倦或精疲力竭的感觉。Zoom 疲劳不仅仅是盯着电脑屏幕的结果，因为多年来许多职业都要求人在工作中大量使用电脑（尽管咨询师不是这样）。事实上，许多咨询师之所以从事这一职业，是因为他们希望与人而不是电脑一起共事。加利福尼亚大学圣芭芭拉分校学术、专业和技术研究生写作发展主任兼教师罗比·纳德勒（Robby Nadler）认为，Zoom 疲劳是基于视频的人际关系所特有的。纳德勒还认为，在使用计算机中介沟通（CMC）时，

　　　　参与者不再以人类个体的身份参与其中，而是被"扁平化"为由人、背景和技术组成的第三层皮肤这样一个整体。由此产生的转变及我们的身体为与这种转变互动而付出的巨大认知努力，理论上会导致 CMC 疲惫。（2020，p. 1）

通过 Zoom 开会与面对面开会不同。

　　斯坦福大学的研究人员开发了 Zoom 疲劳与倦怠（ZEF）量表，包含15 个项目，用于测量 Zoom 疲劳的五个因素：一般情况（视频会议后你感觉有多累？）、社交（视频会议后你在多大程度上想避免社交场合？）、情绪（视频会议后你在多大程度上感到情绪低落？）、视觉（视频会议后你看东西有多模糊？）和动机疲劳（视频会议后你有多不想做事情？）。

　　Zoom 疲劳会影响 CMC 上的每一种职业或社交互动。它与任何会议都有关，而不仅仅是临床咨询会议。虽然研究支持远程心理健康临床工作的有效性，但新出现的关于 Zoom 疲劳的研究对于临床工作者来说将是重要的考虑因素。Zoom 的普及让人怀疑在 ZEF 量表上得分高的临床工作者是否还能保持临床有效性。Zoom 既增加又减少了孤立感和孤独

感。关于这些问题的数据肯定会随之而来，但想知道这些问题不能只是等待数据。认识到 Zoom 疲劳的可能性、进行眼部休息、远离屏幕的空间休息、留意共情疲劳和同情心疲劳都与符合伦理道德和有效使用远程心理健康服务密切相关。

技能相关的成长

使用远程心理健康服务需要心理咨询师学习新技能，掌握与技术相关的实践和道德准则，对于某些人来说，还需要改变他们与技术关系相关的身份认同。有些人甚至认为，在使用远程心理健康服务时，需要学习新的礼仪，这将与临床治疗成功有关。虽然咨询师在自己的环境中可能会比在办公室中感受到更高的自主权和更少的威胁，但治疗联盟的稳固程度可能与治疗师对远程医疗的舒适度有关（Simpson et al.，2021）。

从心理韧性框架的角度来看，对治疗师进行技术技能培训可能是一种预防倦怠的方法。随着技术的进步（而且肯定会进步），需要学习新技能才能保持临床有效。传统的面对面咨询几乎不需要培训，临床医生只需要开车到达治疗室并开门即可开展工作。然而，与传统的面对面咨询不同，参与远程医疗时，"到达办公室"的各种方式变得很重要。技能培训可能会解决这些挑战。这些挑战本质上是科技性的（音频和视频、软件问题、安全和隐私）或临床性的（治疗联盟、替代非语言交流、保持参与者的积极性；Kneeland et al.，2021）。

无论挑战和所需技能是纯粹技术性的还是与临床技能的实施相关的，临床工作者如何理解挑战才是最重要的。如果远程心理健康的挑战令人振奋，那么这表明心理韧性框架已经被建立了。如果技术挑战已经让工作者筋疲力尽，那么退一步并评估临床工作者如何保持心理韧性框架是必不可少的。显而易见，远程心理健康将继续存在。是否实施远程心理健康服务及实施频率的选择仍然由临床工作者来判断。

远程医疗时代的自我关怀评估

四季传授给我们重要的人生道理。正如一个穿了不应季的衣服的人可能存在让人担忧的心理问题一样，一个人在心理上也可能"穿错了季节"。远程医疗的新时代，在许多方面，能否保持坚韧不再取决于外面是下雨还是下雪（就像疫情最严重的时候），而取决于咨询师在心理上是否"穿"对了天气。要知道，雨衣是否能让你保持干燥并不重要，重要的是是否在下雨。要想今天知道答案，就必须今天提出问题。要成为坚韧的临床工作者，我们必须实施与远程心理健康相关的自我关怀评估。

需要考虑的一些自我关怀问题示例：

- 我将如何确定哪种模式（在线、面对面或两者结合）是对我和我的咨询工作最有生命力的模式？
- 我此刻是否适应远程医疗？
- 我正在学习哪些新技能？我是否觉得学习这些技能很令人兴奋？
- 我是否意识到我有与使用模式相关的悲伤和失落问题？
- 我在哪些方面表现出灵活性？在实践中，我又在哪些方面过于灵活？
- 我有哪些来对抗 Zoom 疲劳的方案？
- 每次咨询后我如何评价我的同理心？
- 我在两次咨询之间留出多少时间？咨询之间的时间是怎样度过的？
- 上班前我是否有一个从生活到工作的习惯性过度（如从最喜欢的商店买一杯咖啡或茶、在街区周围散步等）？
- 下班后，我是否有一个仪式来结束工作（如绕着街区散步、换衣服等）？
- 观看有趣的电影或有趣的纪录片等活动在我线上接待来访者后

是否仍能起到自我关怀的作用？

- 我正在使用哪些非电子科技的方式与他人联系？
- 我在大自然中度过了多少时间？

结　语

在远程医疗时代，我们必须承认，心理健康的理论相同，但治疗的体验却不同。通过屏幕与面对面是不同的。是的，研究表明远程医疗是有效的,但咨询干预作为干预措施的有效性并不是心理韧性的关注重点。重点是治疗师的能力，这要求其全身心地陪伴。我们必须承认这一点，并努力保护我们在虚拟空间中陪伴和存在的能力。在虚拟环境中，这种"存在感"的构建方式必然与面对面咨询有所不同。如果我们不保护我们的时间和空间，那么我们与来访者的关系、我们工作的意义，以及我们时间的有效性就会受到损害。如果我们这样做了，就可以找到最好的远程医疗；如果我们不这样做，最好的远程医疗就会消失。

刘易斯（C. S. Lewis）写道"你不能回到过去改变开始，但你可以从现在开始改变结局"。如果我们已经处于倦怠之中，如果阅读本章强调了你正在承担的未被注意到的风险，那么现在就可以开始考虑改变远程医疗工作方式的步骤了。实际上，现在是开始的最佳时机。

世界并没有"回到"疫情前的状态，尽管我们希望、渴望和盼望它会发生。这意味着在可预见的未来，"新冠"将成为我们必须考虑的一个术语，就像20世纪中期"脊髓灰质炎"对许多人一样。这也意味着远程医疗将继续存在。现在和可预见的未来都需要考虑远程心理健康。我们需要从许多不同的角度来思考这个新问题。研究生课程、执业考试、继续教育项目，以及督导、研究人员和临床工作者等，都需要将这种方式纳入到他们的术语体系中。

　　就临床工作者的职业倦怠和心理韧性而言,我们如何前进至关重要。花一点时间、留一点空间来放松一下,思考远程医疗的模式及如何在与模式相关的方面照顾自己,可以让临床工作者了解这项工作的意义,了解从如此遥远的地方提供服务的惊奇、惊讶和敬畏,了解成长的可能性及其对临床工作实践的意义。更多的人可以获得帮助和服务,以前无法涉及的地点和空间现在可以覆盖到了。然而,涉及这些地方就是远程心理健康所承诺的一切。我们如何接受这种方式取决于我们对自己的关怀程度。你看,远程医疗让我们有能力与他人会面,但它对我们联结的程度和深度没有影响。事实上,研究表明,虚拟会面可能会随着时间的推移限制我们建立联结的能力。这是我们承担不起的风险。会面意味着在同一时间身处同一地点,无论是在虚拟的还是现实的。而连接则利用我们是关系型生物的这样一个现实:在人际关系中出生、死亡、受伤和治愈。连接的力量一直都是如此,也将永远与人际关系有关。因此,所有使用远程心理健康模式的临床工作者都必须问答有关心理韧性和远程心理健康这一核心问题:作为一名临床工作者,我今天做了什么来保护和维护我建立关系的能力?

第六章

大视角看心理韧性：如何创造公正且富有同情心的卫生体系

因此，知道谁是真正的敌人和种族主义的严重危害（即分散注意力）是非常重要的，它让你无法专心工作，让你一遍又一遍地解释自己存在的理由。

——托妮·莫里森（Toni Morrison），《人文主义观点》
（*A Humanist View*），波特兰州立大学，1975.5.30

具有心理韧性的临床工作者常被视作独立的个体。他/她是一个经受过抗压训练、长期秉持正确观念的人，他/她拥有自我关怀、正念练习及培养并坚持工作价值和信念的能力。具有心理韧性的临床工作者拥有一种认知风格，这让他们能够调节情绪、评估压力事件，从而在充满挑战的时刻保持洞察力、智慧、感恩并心怀希望。

研究生课程、督导和导师教导临床工作者去关注那些会侵蚀心理韧性、长此以往会导致职业倦怠的因素，包括压力、共情疲劳、替代性创伤、超额的患者数量、边界模糊、敷衍的自我关怀和缺乏正念练习。临床工作者还被教导关注工作之外的个人生活也可能会导致倦怠，包括家庭责任，照顾患病的孩子、伴侣或父母，社会支持系统的转变，离婚或分居，抑或是个人疾病。心理韧性的关注重点几乎完全在于临床工作者个人的道德义务和对实践的承诺，这将使他们有心理空间来应对压力，从而保持工作效率。

将重点放在个人层面时，我们可以得出这样的结论：如果临床工作者感到疲惫不堪——如他们在人际关系中的人格解体和情绪耗竭的加剧，标志着他们内在心理韧性正在损耗——那么临床工作者自身就有能力"修复"他们的职业倦怠。从个人角度看待职业倦怠和心理韧性得到的结论是，反思个人性格特点至关重要。

大部分关于心理韧性的研究没有深入地调查或思考临床工作者受教育、工作和生活的社会文化结构之间的复杂现实。有观点认为，仅仅从个人角度思考心理韧性问题，可能会使受到制度压迫的群体长期遭受痛苦。虽然我们必须考虑到临床工作者作为个人有能力做出改变，但绝不能忽视那些使受压迫群体面临更高职业倦怠风险的结构和制度；以及，公正而富有同情心的体制如何成为防止职业倦怠的保护因素以助力于增强临床工作者的心理韧性，这一点也不容小觑。在心理韧性和职业倦怠的体验方面，并非所有临床工作者的起点都一样，并非所有临床工作者都经历过相同形式的不公待遇。

个人视角下的心理韧性

最近，一项针对 10 名"极具韧性的治疗师"的定性研究调查了维持治疗师心理韧性的个人特征。研究结果表明，极具韧性的治疗师有一个"充满活力的强大联结网"，能将 4 种主要的个人特征相连。也就是说，极具韧性的治疗师具有以下特征：

（a）被强烈的人际关系吸引；

（b）积极与自我互动；

（c）拥有核心价值观和信念框架；

（d）渴望学习和成长。（Hou & Skovholt，2020，p.386）

虽然"联结性"这一概念指出了社会关系和亲缘关系对心理韧性的重要性，但其重点显然是个人。此项研究没有提及临床工作者生活和工作所在的更广泛的社会文化体系，也没有提及社会和文化身份对一个人体验世界的影响。这在研究文献中屡见不鲜。

当关注点脱离个人特征时，往往就会转移到充满压力或有毒的工作环境上。有大量证据得出毒性体制会产生许多负面影响这一重要观点。心理学和商业领域的大量研究表明，毒性工作环境会严重影响员工的身心健康、工作表现和员工留任情况。有明确的证据指出，毒性工作环境会加剧压力和职业倦怠。

米切尔·库西（Mitchehell Kusy）博士是一位研究工作场所文化（包括医疗机构中的毒性行为、破坏性行为和不文明行为）的教授和研究员，他指出了毒性行为的三个领域：

1. 羞辱　包括当面或在公众场合羞辱他人，指出同事的错误，斥责、欺凌他人，以及为了表现得正直而刻意给予居高临下的反馈。

2. 被动敌意　包括通常所说的被动攻击行为，即以不恰当的方式表达愤怒，如不公平地批评、过度讽刺和散布恶意谣言。

3. 蓄意破坏　包括寻仇和插手干涉团队或个人活动。（2020，p. 66）

毒性工作环境与工作满意度下降、压力增加和职业倦怠加剧有关。库西的研究表明，如果一个机构想要留住临床工作者，就必须识别并解决毒性工作环境带来的问题。为此，许多医疗和教育机构都提供了心理韧性培训计划，以帮助个人"管理压力"。研究表明，这些项目可以保护员工免受工作压力的有害影响，从而为工作压力大的临床工作者带来了一些希望。

例如，最近的一项研究（Sylvia et al., 2021）考察了一项为期四周的循证心理韧性计划的有效性，该计划名为"压力管理和心理韧性训练放松反应计划"。该研究指出相关证据表明，某大型城市医院的一线临床工作者因应对新冠疫情的压力而面临职业倦怠风险。研究假设，心理韧性培训计划可以减轻工作压力带来的心理负担。研究结果提供的证据表明，对于开始时焦虑较高、孤独感较强、正念和自我同情水平较低的临床工作者来说，压力应对计划能有效缓解心理压力带来的负面影响。这项研究的意义在于，临床工作者可以通过改变自己来预防或解决高压工作环境中的职业倦怠问题。其重点仍然是强调在应对高度紧张情况时，个人学习处理这些情况的作用，而没有把改变和完善的责任放在体制改革上。毒性工作环境的研究对于临床工作者非常重要，但如果不考虑制度的作用，或者不探讨体制中个人的社会和文化身份的影响，那么这项研究的实用性就会受到限制。大多数关于毒性工作环境的研究都不承认人们对毒性环境的体验是不同的，这不是因为可以被教导或后天习得的个人特征，而是由于体制有意识或下意识地要求临床工作者去为身份特征做出解释，这些特征包括种族、年龄、性别认同、能力。

大视角下的心理韧性

描绘临床工作者在预防职业倦怠方面的角色和责任的画面是有效的、重要的、充满希望的，但得注意的是，它是不完整的。虽然以上的研究指出了有意义的人际关系、工作信念感、成长型思维、正念训练、自我关怀及在高压环境中建立联结性的重要性，但研究没有考虑临床工作者工作的体制和生活的社会对于防止职业倦怠应当承担的责任。这项研究与现存的许多文献一样，甚至与本书大部分内容的观点一样，将心理韧性和压力作为个人层面需要关注和解决的问题来研究。的确，在个人层面开展预防和减压、鼓励提高心理韧性的做法是必要的，也是合乎道德的。临床工作者在培养抗压能力和预防职业倦怠方面具有自主权。

掌控感是防止职业倦怠过程的重要组成部分。自主意识不能被消减或遗忘。然而，我们工作和生活的体制却深刻地影响着我们，有时我们并没有意识到这一点。事实上，研究表明，毒性行为虽然往往是个人行为，但需要采用系统方法来矫正和消除。个体方法中常见的是对有毒性行为的个体进行"辅导"。然而，研究强调了当要实现改变时，"辅导"是多么无效。

> 辅导是领导者采用的扭转毒性行为最不成功的策略。为什么？如果没有包含后果在内的系统方法，辅导的效果就会大打折扣。没有后果，辅导只不过是空口威胁。（Kusy, 2020, p.66）

发生在体制中的毒性行为，要么得到制度的支持，要么被消灭。一个有毒的体制会试图忽视甚至鼓励压力性事件和经历。临床工作者必须对临床工作的潜在毒性保持警惕，即对虐待、忽视、创伤、悲伤和失落的故事反复回想、构思、加工。然而，仅靠这些措施是远远不够的。有毒的工作体系会增加一层极具影响力的因素，而临床工作者对此几乎无法掌控，这进一步加剧了他们对倦怠的易感性。

体制可以鼓励一个人成长，也可以限制一个人的行为和成功。体制可以指导一名后起之秀，也可以因为一个人的少数族裔身份而利用他的技能和潜力。体制可以弘扬正义，也可以放大歧视。体制视角有助于工作者了解体制如何为心理充盈提供方法，或者体制如何滋生充满破坏性及创伤性体验的文化压迫。

明智的临床工作者会退后一步，审视他们出生、受教育、工作和生活的体制，以便能够意识到这些体制如何导致临床工作者的职业倦怠。他们必须逐渐认识到，一个体制如何巧妙地利用临床工作者，尤其是那些来自一个或多个曾在历史上受到压迫的社会或文化群体的临床工作者。

只有这样，才有可能在体制层面上进行倡导和变革，从而造福于临床工作者、患者和医学领域。

歧视、制度压迫、文化种族主义和职业倦怠

我们工作和生活的制度是以歧视和不公正的方式构建的。美国文化深深植根于压迫制度，以牺牲非主流群体的利益为代价来实现资本化和繁荣。虐待的历史模式在我们的社会和文化规范中根深蒂固。种族主义、性别歧视、异性恋主义、阶级歧视、年龄歧视、能力歧视，在美国历史上都受到鼓励，甚至合法。虽然现在歧视是非法的，但支持压迫边缘化人群的结构依然存在。此外，歧视的非法性显然不足以阻止社会中的歧视行为。

如果相信临床工作的目的和促进健康福祉的临床关系就足以对抗制度压迫，那就太天真了。制度压迫是临床工作中的现实，它使社会受压迫群体的心理韧性处于危险之中。临床工作者工作的体制和环境对少数民族的职业倦怠产生了极大的负面影响。而这一切甚至在作为研究生水平的临床工作者进入医疗领域之前就已经开始了。

巴斯马（Basma）、德迪戈（DeDiego）和达福（Dafoe）（2021）曾对 105 名黑人、北美原住民或有色人种（BIPOC）的心理咨询专业学生进行研究，发现这些学生所经历的歧视会导致倦怠程度增加、健康水平下降。这一现象一直延续到工作领域，谢尔（Shell）、华（Hua）和苏利文（Sullivan）（2022）的一项研究就证明了这一点，该研究以 252 名黑人心理健康治疗师为样本，考察了文化种族主义与职业倦怠之间的关系。他们的研究发现，治疗师如何看待文化种族主义是职业倦怠的预测因素。威尔克斯（Wilkes）、李（Lee）和雷什（Resh）（2021）对洛杉矶 6000 名当地公共服务雇员的研究证明，当个体认同多个受压迫的文化群体时，

职业倦怠的风险就会增加。他们发现，黑人妇女不平等地从事没有额外报酬的超额工作，而老一代的黑人妇女过多地从事超额工作并经历更多的情感耗竭。

体制利用了文化上受压迫的群体。上述关于种族、性别、年龄和职业倦怠的研究表明，倦怠的经历并不相同。如果你来自一个以上的受压迫群体，其有害影响是叠加的。1989 年，法学教授金伯利·克伦肖（Kimberle Crenshaw）创造了"交叉性"一词，用来描述"压迫制度如何叠加在一起，给具有多重身份类别的人带来不同的体验"。临床工作者和临床体制的领导者有责任在实施干预措施中和在临床工作者工作的环境中识别并消除制度压迫和歧视。临床工作者对制度压迫和职业倦怠之间的关系认识得越深刻，就越有可能减少羞耻感和负罪感，也就越有精力进行倡导和正义的干预。倡导和变革体制压迫的工作并不容易，因为占据主导地位的群体从维持权力中获益。当关注的焦点置于个人身上时，体制就会放弃对变革的回应，而责任也会被重新构建为归于个人。

以个人为重点时的体制获益

把重点放在临床工作者的个人责任上，培养他们的心理韧性，这对心理健康系统大有裨益。过度关注个人的道德行为，而忽视体制的道德行为，尤其是当体制产生了其不想解决的问题时，这种情况就会发生。我们只需看看碳足迹和一次性塑料制品等环境问题，就能认识到体制如何将一个全球性的行业问题重新塑造成个人责任的问题。当一个制度的目标主要是金融资本时，人力资本的损失往往被认为是值得的冒险。

我们只需看看环境方面的例子，就能知道当关注点停留在个人身上时，如何能使体制的领导者受益。例如，如今几乎人人都知道"碳足迹"一词。碳足迹的定义是"个人活动所释放的二氧化碳和其他含碳化合物的数量"。人们普遍认为，限制全球碳足迹对于缓解气候危机至关重要。因此，许多人都有所作为，他们非常认真地降低个人碳足迹。关注报道零碳生活方式的纪录片和书籍比比皆是，这些纪录片和书籍鼓励消费者随着时间的推移做出微小的个人改变，包括携带可重复使用的购物袋去杂货店，步行或骑自行车代替驾驶私家车，购买电动汽车，重复使用一次性塑料容器。

然而，碳足迹这一促使个人做出改变的理念并不是由环保主义者或气候学家提出的。实际上，它是由一家与英国石油公司合作的广告公司发起的公关举措，其目的是将气候变化的责任从化石燃料公司身上转移开。尽管化石燃料公司具备通过大规模行动来保护环境的实际能力，但这会给公司带来巨大的经济损失。现在，责任落在了改变个人的价值观，而个人的影响微乎其微。公司把石油工业系统的问题变成了个人美德的问题。碳足迹主张的是，石油本身并非问题所在，个人对是石油的使用才是问题所在。当然，除非能源行业体制层面上有所改变，否则我们只能寄希望于个人的影响。不是没有，但很少。

世界塑料使用量也是如此。我们知道塑料对地球有害，对包括我们在内的地球上的所有居民都有害。人类看似发明了一个解决方法，但有远见的智慧辨认出了它的本质：这其实是一个问题。塑料存在于海洋中，存在于我们食用的鱼和呼吸的空气中。它无处不在，几乎无法避免。如今，你很可能使用甚至循环利用塑料制品。这也是许多机构系统的目标，即高度关注个人选择，减少塑料的使用和增加回收。这样做的目的是把繁重的，甚至是有负罪感的任务集中在消费者身上，而不是制止企业利用、禁止销售塑料材料并从中获利。然而，塑料就像碳足迹一样，是一个被包装成个人责任的体制问题。个人行为的改变永远不足以解决塑料问题或减少全球碳足迹。个人的努力不过是沧海一粟。这些都是被重新定义为个人问题的体制问题：如不停止使用塑料和随手关灯，你就会杀死北极熊。

谈及职业倦怠,也有将这种问题重新定义和内化为个人问题的情况。心理健康机构、医疗保健系统、私人和公共医疗保险体制,甚至是一家小型私人诊所,其利益都超越了临床工作者的福利,这是真实存在的。在某些体制中,临床工作者的福祉可能成为附带损害。临床工作者充满意义的工作或使命宣言——就像许多心理健康机构所做的那样——往往会被用来重塑对临床工作者毒性制度、歧视和不公正的做法。

最终,一个有毒的、充满歧视并且不公正的体制将耗尽一个临床工作者最强烈的热情,助长痛苦的产生,并把痛苦在不经意间传递给患者。最终,临床工作者可能会在毒性职业文化中生存下来,但他们永远不会蓬勃发展。这对许多从业者来说是不可接受的,因为与他们开始临床工作时所设置的目标相距甚远。

建立具有心理韧性的体制的必要性

当然,当我们审视一个体制中存在的缺陷时,我们只能看到一个充满缺陷的体制。若想了解其中的积极因素,就必须提出一个不同的问题。最近的研究已经开始试验将具有心理韧性的组织工作制度作为工作环境中的保护因素,而不是单从缺陷的角度来研究毒性工作环境。毒性体制会导致衰退和倦怠,而有心理韧性的体制则会培育对挑战和成长的开放态度。这种体制促进、培养和发展具有成长意识的观点。在这样的体制中,人们能认识到会发生意想不到的负性事件,因此会以协作和整体的方式对这些事件进行计划、识别及解决。

《商业研究杂志》(*Business Research Journal*)最近的一篇文章表明,组织的心理韧性由一个连续的三阶段模型组成:

1. 预期 在意外事件发生前的主动行动,包括观察、识别和为事件做准备。

　　2. 应对　在意外事件期间的并发行动，需要接受事件并制定和实施解决方案。

　　3. 适应　事件结束后的预期行动，反思和学习导致改变。（Duchek，2020）

　　这三个阶段需要使用认知行为能力，如正念、意义构建、批判性反思和实验（Duchek，2020）。心理韧性组织中的工作关系是相互尊重的、开放的、信任的和以学习为导向的，以一种不分层的管理风格实施，包括共同决策（Duchek，2020）。在对 34 篇关于心理韧性组织的文章的系统回顾中，巴拉萨（Barasa）、姆巴奥（Mbau）和吉尔森（Gilson）（2018）认为心理韧性组织受到几个社会因素的影响，包括可以塑造组织共同愿景的领导力。

　　　　在挑战和危机期间，共同愿景为员工提供了一个焦点，并激发了他们的能动性……有弹性的组织通过为实验提供时间和资源、奖励创新、容忍失败，以及让员工感到可以安全地分享新想法的氛围来培养创造力。

　　能够激励和培育成长的体制组织、体制价值观、体制领导会让临床工作者在临床工作中获得目的、意义并发挥主观能动性；反之，鼓励和培养毒性和压力的，会导致职业倦怠。韧性组织重视个人的发展，认为心理韧性是一个动态的过程，而非结果。他们认识到家庭治疗师很久以前就注意到了体制对个人的作用：没有健康的家庭，孩子的成长会受到限制；建立一个健康的家庭体系，孩子才有可能心理健康。

　　家庭治疗师弗吉尼亚·萨提尔（Virginia Satir）说：

　　只有在欣赏个体差异、容忍错误、沟通开放、规则灵活的
氛围中，价值感才能蓬勃发展——这种氛围是在一个养育子女
的家庭中发现的。（1964，p. 37）

　　那么,临床工作者面临的问题是:你是在一个有韧性的培养体系中,
还是在一个有毒的、存在歧视的体系中？在寻找或失去价值感的过程中,
这个体系是否给予你鼓励?

　　可悲的是，有太多的例子表明，被机构雇佣的临床工作者已经失
去了他们的价值感。这些组织持续资金不足，依靠临床工作者维持高
工作量，或者在竞争激烈的环境中让临床工作者在多个晚上和周末加
班，与不提供支持的主管或具有临床或亚临床倦怠状态的同事一起工
作。工作场所的外部压力加上帮助患者的内在动力，让他们筋疲
力尽。

　　如果没有一个公正积极的工作氛围，临床工作的压力会使临床工作
者缺乏满足感。在最近一项关于学校辅导员的研究中，研究人员发现，
职业倦怠解释了工作压力和工作满意度之间关系（Mullen et al., 2017）。
最近一项（Fleury et al., 2018）对加拿大 315 名心理健康专业人员的工
作满意度相关中介变量的研究表明,改善团队氛围可以提高工作满意度。
结果显示，工作满意度的最重要组成部分不是由就业环境决定的，而是
基于"员工与高层管理人员之间的信任"的程度。这意味着仅仅离开一
种类型的工作（大型医院、地方诊所）去做另一种类型的工作（小型诊
所、私人诊所）是不够的。

　　在缺乏信任和积极性的团队氛围中，不满情绪就会持续下去。安德
鲁·拜因（Andrew Bein）在《助人之禅：留心和敞开心扉的精神原则》
（*The Zen of Helping: Spiritual Principles for Mindful and Open-Hearted
Practice*）一书中写道:

　　我们所在机构或工作场所的规章制度有时会让人感到窒息。有时，外部压力，比如保险公司，限制了我们提供帮助的范围。其他时候，我们的机构或组织对我们有严格的规定，因此有时候满足这种结构性需求是以牺牲患者的需求和最佳利益为代价。额外的结构性需求也积压在我们身上，如文书类工作和会议。虽然我们通常会说"同情疲劳"，但从业者的倦怠往往是由于结构性问题和伴随而来的在人类服务环境中缺乏支持而发生的。（2008，p. 146）

　　美国心理学会 2017 年对心理学家进行的一项调查发现，大约一半（56%）的心理学从业者对自己的工作非常满意（Lin，Chrisidusm，& Conroy，2019）。这似乎是一个积极的结果，直到注意到 38%只是有点满意，而剩下 7%的人不满意。在治疗关系与治疗成功高度相关的工作中，56%的心理学从业者对自己的工作满意，这就足够了吗？这些体系是否对这个统计数据有一些有用的贡献？

激情的极限

　　激情通常被认为是临床工作者追求事业的一种指导和激励力量。罗伯特·罗伯茨（Robert Roberts）在他的《精神情感》（*Spiritual Emotions*）一书中定义了激情是一种强大的组织力量。没有激情，一个人就失去了最核心的东西。

　　激情是一种关注，它可以让一个人找到自我核心，整合和聚焦其个性，从而赋予一个人"性格"。（2007，p. 17）

个人的激情有时会让人觉得可以做一辈子的临床工作者。对临床工作保持强烈的热情，成功就会随之而来。俗语常常这样说：做你喜欢做的事，财富自然会向你涌来；追随你的激情，如果你有激情，你可以做成任何事情；如果你不带着激情去做，那这件事就不值得去做。激情能激发一个人关心的兴趣和领域，这些兴趣和领域是有意义且重要的。对许多临床工作者来说，激情可能来自对治疗关系、人类心理、情感作用、认知行动的关注或对改变的追求。

激情通常被认为是一个人把职业不仅仅看作是一份工作的部分原因。《勇气：激情和毅力的力量》(*The Power of Passion and Perseverance*) 一书的作者、研究员李惠安（Angela Duckworth）(2016) 写道：

> 三个泥瓦匠被问："你们在做什么？"第一个说："我在铺砖头。"第二个说："我正在建造一座教堂。"第三个说："我正在建造神殿。"第一个泥瓦匠拥有一份工作。第二个拥有一份事业。第三个拥有一种使命感。

我为什么要工作？我工作的目的是什么？除了我自己，我的工作对谁重要？这些问题的答案能揭示并重振工作的激情。为什么一个人会对自己的职业充满激情？一个人为什么会坚守一份职业，以及一份职业是如何从一种使命转变为一份普通职业或工作的，这在一定程度上取决于一个人所工作的体系的性质和价值观。

最近的研究强调，激情尤其会被体系领导者剥夺。在最近的一项关于激情和工作的元分析中，研究人员发现了一种他们称之为激情剥削合法化的现象。在这个过程中，激情被用来使对员工不公平和有辱其人格的做法合法化。研究发现，如果雇主认为员工对自己的工作充满热情，那么他们就可以做一些事情，比如让员工完成降低身份的或与工作无关的任务，或者让他们无偿工作。组织体系通过以下方式使此类行为合法化：

　　（a）假设如果有机会，有激情的员工会自愿从事这项工作；

　　（b）相信对有激情的员工来说，工作本身就是报酬；

　　（c）人们将激情归因于被剥削（相对于非被剥削）的员工的信念。（Kim et al.，2020）

　　如果我们认为临床工作在某种程度上不存在利用临床工作者的风险，那么我们必须重新考虑一下。要求临床工作者承担本属于辅助类人员的工作任务，维持更高的工作量或加班而没有更高的工资，或者在没有通知的情况下改变工作时间以使除了临床工作者或临床工作以外的事务受益，这些都正发生在临床机构中。不难想象，这种体制下的领导如何利用临床工作者的激情，从而降低个人驱动力，导致职业倦怠。如果没有公正和富有同情心的制度和领导，一个人的激情就会被剥夺。

　　体系本身具有其内在特性，同时也需要加以培育。不同体系存在着不同的生活哲学、做人哲学、工作哲学。除了组织的使命宣言外，体系的价值观更多地体现在其工作人员的日常经历中。

　　改变的第一步永远是在具体情境中理解某种体验。临床工作者通过接受现有体制结构的现实状况，来为自己和患者提供最好的服务，这样他们就可以"清楚地了解需要改变的是什么，并启动建设性的策略来实现这种改变"（Bein，2008，p. 147）。创造空间来实施和培养正念练习，可以让一个人实现对环境的控制，改变所在的体制，或者改变他的雇主。临床工作者必须首先看到现有的体制，这样他们才能认识到体制在毒性-韧性范围上的位置，以及体系中培育的价值观。临床工作者必然会问："我工作的临床环境是一个公正的、以同情为导向的体系吗？"以及"我能采取什么措施来倡导一个公正的、以同情为导向的工作体系？"

公正和以同情为导向的体系

为了反对歧视，我们需要一种要求公平和平等的正义。为了对抗歧视，我们还需要同情心、消除痛苦的愿景。

精神病学家罗思·希姆（Ruth Shim）（2021）认为，在精神卫生保健中，几乎没有一种能消除系统性压迫的行为。并且她认为社会正义对于理解通往另一种现实的道路而言至关重要。她认为：

> 为了开始提高关于结构性种族主义对心理健康影响的认识和理解，精神科医生和其他心理健康专业人员必须致力于培养更强的文化谦逊意识和结构性素养。文化谦逊有三个重要原则：
> （1）终身致力于自我评价和自我批评；
> （2）渴望解决医者和患者之间的权力不平衡；
> （3）发展社区伙伴关系，以使我们在更大范围内倡导、参与、组织活动。

一个致力于这些原则的制度可能不会根除所有的歧视和压迫，但它建立了一个正视不公正现象的环境。一个看到不公正并重视同情的体系将减少其内部人员的痛苦。

体系必须富有同情心地关心临床工作者，否则往往将由临床工作者和他们的工作承担其代价。许多从事临床工作的人之所以这样做，是因为他们关心他人的福祉，希望减少患者的痛苦。他们关心的是患者的挣扎、痛苦、被忽视遭遇和所受的伤害。他们关心成长、关心治愈、关心蓬勃发展。关怀是一种品质，虽然在临床工作中不被要求也不会去考核它，但它经常存在。临床工作者通常很容易或毫不费力地进行关怀。当他们不再试图"修复"患者时，这种关心可以转化为一种在会议中具有变革性的激进的接受形式。

当然，如果没有有意识地向临床工作者（通过自我和系统）扩展同情，可能会导致其耗尽。正如佛教徒杰克·康菲尔德所言："如果你的同情心不惠及你自己，那么它是不完整的"。（1994，p. 28）

不完全的同情可能会在一段时间内发挥效果，但最终会导致倦怠。正如安德鲁·拜因（2008）在《助人之禅》（*Zen of Helping*）一书中所说：

> 同情心是关怀的要素，它激励专业助人者加倍努力，在困难面前挺身而出。如果我们的精力受到损害或分散，尽管怀有良好的初衷、积极的态度，甚至是关爱之情，我们可能仍然达不到患者的需求。（p. 84）

在鼓励妥协或分散临床工作者精力的体系中，多年的临床实践可能会无意中教会临床工作者如何减少关怀。临床工作者学会了如何在心理上不把患者带回家，他们不是通过设置界限和适当的监督，而是通过降低患者对自己的重要程度。如果一个体系对临床工作者没有同情心，临床工作者就会学会一点点放弃同情心，他们谨慎地保护其临床技能就证明了这一点。然后，慢慢地，随着时间的推移，临床工作者就像一个曾经自信升空的氦气球一样，表面没有可见的磨损，但开始慢慢变小。它们慢慢变软，直到周围的空气把它们压下去。它们没有爆裂，仍然以某种形式存在；但它们改变了，而且不是向好的方向改变。在一个对临床工作者没有同情心的体系里，临床工作者学会了越来越少地付出自己的真心。

欧内斯特·海明威在他的小说《永别了，武器》（*A Farewell to Arms*）中写道"这个世界会摧毁每个人，但之后许多人会在这些破碎的地方变得坚强"。当我们面对的逆境在某些方面超出了我们的承受范围时，这个理念是有用的；它允许人们在挑战时找到继续前进的力量。它让我们看到，作为临床工作者，并非所有的破裂都是因为缺乏正念练习或自我关怀。有时候，生活会以意想不到的消极方式击垮我们。希望正源于这样一个信念：历经磨炼，我们终将变得更强大、更睿智。

但是，如果我们工作的这个世界不必如此摧残我们呢？如果我们工作和生活的体系可以有意地试图减少对我们的破坏呢？或者，更好的是，它不再伤害我们？对于一个具有韧性的临床工作者来说，目标是要知道什么时候你在不可避免的破碎中变得强大，什么时候体系有意识或无意识地从你的破碎中获得经济利益。

穆罕默德·甘地（Muhamad Gandhi）曾说过"生活不仅仅是提高速度"。一个有韧性意识的临床工作者知道，比同行接待更多的患者、情绪化地把工作带回家、积累医疗保险的计费时间，这些都不是该领域对韧性的定义。韧性系统能够预测压力并保护人们免受压力侵害。当压力发生时，有韧性的体系会以尽量减少系统中断的方式对压力做出反应，使临床工作者在工作中保持活力，同时维系他们的职业认同感。有韧性的体系能够找到建立意义和减少痛苦的方法，不仅是为了患者，也是为了临床工作者。当考虑到临床工作者工作的体系时，人们开始理解，临床工作者的韧性是在一个公正和富有同情心的体系中、在有同情心和有正义感的领导的带领下形成的。如果做不到这一点，临床工作者就会面临无精打采、最终精疲力竭的风险。若做不到这一点，临床工作者也许能活下来，但永远不会充满活力。

临床工作者有责任在力所能及的范围内防止职业倦怠，在他们工作的体系中有意识地去认识这一点，并且，在必要的时候，有意识地判断是否需要改变，或者是否有变化超出了临床工作者的能力范围，如果有，就走开。可事实却是，即使是那些导致临床工作者数量下降的制度，又或是那些明显不公正和有害的制度，对于临床工作者来说都难以逃离。尤其是当体系感觉像家庭时，尽管它是不正常的或有害的，改变和转型举步维艰。然而，当临床工作者看到一个体系充满歧视或压迫时，留下就比离开更难。

倡导是临床工作者职责的一部分。这已被纳入所有国家级主要组织的道德准则中。当对正义的倡导延伸到自我时，并且当临床工作者开始明白他们处于一个不公正、无情、充满歧视和压迫持续不断的体系中时，离开就变得必要，用托尼·莫里森（Toni Morrison）的话来说，他们可以停止"一遍又一遍地解释他们存在的理由"，并开始践行他们使命性的临床工作。

需要考虑的问题

- 你正处于一个有害的还是有韧性的体系中工作？
- 你的工作体系看重什么？你的工作体系对成长、信任、开放、积极的团队氛围有价值吗？
- 你的工作体系能培养价值感吗？
- 在你的工作环境中，基于个人的社会或文化身份有哪些优势或劣势？你工作的领导是否因为你的种族或性别而不公正地要求你承担更多的工作而没有公平的补偿？或者你是否因为你的种族或性别而被忽视？
- 你的工作机构的目标仅仅是增加员工的工作量或工作时间吗？
- 你的工作体系是否存在羞耻感、被动敌意或蓄意破坏的现象？
- 你的工作体系是否能够预测、应对并适应压力和挑战？
- 是否有一个领导或主管关心你和你的工作？
- 你在工作中信任谁？
- 你在持续成长吗？你的成长是否得到认可？这里的认可不是传统意义上的生日贺卡和蛋糕，而是对你的珍视和存在的认同，以及为什么这很重要？
- 你的工作激情是被鼓励、被保护还是被利用？
- 作为临床工作者，你的同情心是否完整，以及是否延伸到你自己身上？

第七章

从心力交瘁走向成熟睿智：创伤后的成长与意义

灯塔是迷人的建筑，其设计既蕴含美学价值又富含明确的目的性。它的目的性在于让那些在浓雾中航行的船只，被风暴折返的船只或者在海上航行了几天、几周甚至更长时间而迷失方向的船只安全地找到陆地。在半岛、码头或一小块陆地上建造一个高大坚固的建筑，并发出明亮的光线，每次只要有一个人在那里，保持灯是亮的，这真是个简单但有效的方法！随着技术的进步，灯塔的操作也在进步。然而，总而言之，光本身就具有保护作用。要拯救生命，光不需要来自波涛汹涌的海面；事实上，这也是没有必要的，否则大海可能会夺走两艘船，而不是一艘。用安妮·拉莫特（Anne Lamott）的话来说，"灯塔不会在岛上到处寻找船只并去拯救；他们只需站在那里发光"就能拯救生命。安妮·拉莫特的这句话暗喻了睿智、坚韧的临床工作者。我们的目标是为那些在黑暗和暴风雨的经历中发现自己在海上的人，提供强大的基地和明亮的指路灯，提供一种视角和重新定位的方式。

然而，作为"一盏被搁浅在岸边多年的灯"，当我们用非常强大的同理心去想象、感受和理解那些在海上迷失方向的船上的人的内心挣扎时，就会发现自己很难不动容。有时，经过多年的倾听并把那些故事保存在心里，临床工作者可能会发现，自己不知何故离开了灯塔，划了一艘小船去到深水区，手里拿着手电筒，寻找船只和那些已知在海上失踪的人。有时我们来访者的故事甚至让人觉得他们在要求我们坐上他们的船，带他们划回岸边。事实上，有时来访者会直接这样要求我们。临床工作者必须记住，如果我们发现自己身处黑暗的暴风雨中，那么我们就不再是灯塔了。仅仅只是思考、相信、渴望并希望自己还在灯塔里是不够的。随着年龄和阅历的增长，当我们厌倦了持续发光，或者光芒不再那么明亮、不再那么耀眼，或者我们在等待船只靠岸时感到不安，或者对那些在海上迷失方向且似乎无人关心的人们感到愤慨时，我们必须保持警惕，并关注自己的内心体验。尽管向外看、向大海深处前行可能感觉是正确的方向，但我们必须认识到，在这样一个关键的转折时刻，向内看、深入我们的思想和心灵才是我们真正的工作。每个人都会在某一时刻发现进入转折点，这时我们必须下定决心，不要让自己变得越来越疲惫，而是要变得越来越睿智。这是有可能的。当我们向内看时，我们可能会发现，是时候离开灯塔一会儿了。有目的地离开临床工作一段时间，减少工作时间，改变工作地点，这些在我们职业生涯的某个阶段都是必要的，也是正确的。这并非易事，但这是对的。作为临床工作者，一旦我们进入海洋，就永远不会正确；为了在临床上发挥作用，我们就必须保持坚定的立场。

当坚守在陆地上时，我们有很多可能性。在最好的情况下，我们被来访者以积极和有意义的方式改变。它不是首要的，不是次要的，甚至不是第三个目标。事实上，被改变根本不是我们工作的目标。当临床工作者处于治疗关系中时，其负责创造和维持一个空间，目睹痛苦和苦难，倾听一个又一个故事，并看着来访者学习划船、航行，甚至游泳回到陆地，这些都让临床工作者变得更强大睿智，从而产生更好的方向感和对世界更深刻的看法。临床工作让治疗师参与到脆弱和治愈的体验中。这么多人，这么长时间，这么多变化发生在我们身上，我们怎么能不被改变呢?

在与一位在医院创伤科担任牧师①的同事交谈时,他大声说出了自己的疑惑,并试图粗略地估计有多少人在去世时坐在他身边。他保守地估计,在他25年的工作生涯中,每周有两个人死在他身边。这意味着他陪伴2000人度过其人生的最后时刻,他目睹了2000多次最后的吸气和呼气。他说在他的医院里,很多时候每周死亡人数都不止两人。他带着惊叹、敬畏、神圣和谦卑分享了这一数据。他并非在自夸,而是展现出一种勇敢。他没有表现出丝毫的厌倦,反而体现出一种深邃的智慧。他并没有在海上迷失在一艘寻找生命的小船上,而是坚定地站在陆地上,接受并尊重生与死之间神圣的界限空间。25年了,他仍然是一座灯塔。和临终的人坐在一起改变了他,他对这些经历敞开了心扉,深深地抓住并加深了其希望、宽恕、感恩和精神的性格力量。他在这个领域经历了一种替代性创伤后成长。目睹家庭的创伤使他自己处于较高的创伤水平的潜在危险之中,但与此同时,这也让他获得了独特的成长和智慧的体验。

我们的工作是与来访者在一起,许多人都熟悉创伤后成长的概念,即许多来访者即使经历了深刻的痛苦,也可能同时经历一种独特的成长。创伤后成长是一种复杂的概念,很容易被误解;而且在日常交流中,人们往往无法以足够细腻的方式去讨论它,甚至可能对来访者造成二次伤害。然而,当人们理解了创伤后成长的复杂本质时,它就可被用于临床以让人们获得希望,而这可能是其他任何方式都达不到的。因为创伤后成长表明,一个被风暴包围的来访者在海上迷失方向本不是一件好事,但是通过风暴到达陆地,来访者可能会发现自己未曾察觉的一面,体验

_____

① 在国外医院中,"牧师"职业通常被称为医院牧师(Hospital Chaplain),其主要职责是为患者、家属及医院员工提供精神支持和宗教关怀。

与他人新的关系，找到自己在世界中的定位，或者以全新的方式体验他们的精神或信仰。如果这种变化本质上是积极的，就被认为是创伤后成长。

那么，我们要把人扔进海里，让他们挣扎着成长吗？绝对不是。但有时，生活把我们扔进大海，不是吗？我们被动地挣扎求生。有些人再也没有回到陆地上，大多数都能回到陆地；有时候，某些人发现他们在陆地上的生活方式已经变了，从而选择更积极和有意义的方式。通过重新寻找陆地的艰难过程，通过忍受充满挑战的旅程，一些人经历了一种独特的成长形式。

创伤后成长和压力相关成长

特德斯奇（Tedeschi）和卡尔霍恩（Calhoun）（2004）创造了"创伤后成长"这一术语，将其定义为"承受了压力或创伤后的积极变化"，其中包括对自我感知的变化（例如"我从不知道我可以那么勇敢"）、对他人感知的变化（例如"我与家人的关系更深了，优先事项和承诺发生了变化"，"我参与到一个新的精神社区"）。特德斯奇和卡尔霍恩将创伤后成长理解为不同于压力或创伤事件后恢复平衡或恢复到基本功能水平，而是与压力或创伤事件之前相比，其功能达到更高水平。创伤后成长不同于心理韧性，但与心理韧性相关。心理韧性指的是一个人在经历了压力生活事件后能够恢复过来，并在不改变自己的功能水平的情况下继续前进；而创伤后成长指的是由于重建对自我、他人和世界的理解而产生的认知转变，使一些超越原来水平的事情成为可能。

克里斯托·帕克（Crystal Park）（2013）创造了"压力相关成长"这一术语，它类似于创伤后成长，但不同的是，帕克并不认为导致成长的压力生活事件必须是创伤性事件。帕克将压力相关的成长概念化为根植于应对问题的意义生成模型。意义生成模型表明，每个人都拥有一个与世界如何运作的假设相关的全局意义，以及生活中对自己和他人的期望。例如，一个人可能持有这样的信念和假设，即他可以通过饮食和锻炼来影响自己是否患癌症，孩子会死于其父母之后，乘地铁、晚上走在街上、开车、超市、商场、教堂、学校或医生办公室都是安全的。然而发生的压力或创伤性事件，可能与普遍的假设相矛盾，例如 28 岁时被诊断为卵巢癌，怀孕 9 个月时胎停育，在地铁上被刺伤，在回家的路上被抢劫未遂，遭遇一场车祸，或者在礼拜场所发生大规模枪击事件。当一个人经历的某个事件的情境意义与其整体意义相矛盾时，他就会经历认知失调，即在其所信奉的世界应该如何运作（整体意义）与世界在现实情境体验中如何运作（评估意义）之间存在差异。大脑不喜欢这种不一致。这时，这个人就进入了一个意义建构的过程，即通过心理上努力减少评价意义和整体意义之间的差异。（Park，2013，p. 40）

通过意义生成过程，一个人要么将其评价意义同化为其整体意义，要么改变其整体信念和目标。对一些人来说，有时候在这个过程中产生对自己、他人或世界的积极重新评价：我比想象的更坚韧。我比自己想象得更勇敢，我更重视与他人的关系，我不再将任何事情认为是理所当然，我活得更真实，我有了更多的人生目标，我过着一种健康的生活，以上这些积极的变化被认为是创伤后或压力相关的成长。帕克认为，与解决问题和以情感为中心的应对方式（应对压力事件和经历的最常见方式）不同，当一个人经历了几乎无法控制的情况或事件（如创伤事件、损失和疾病）时，意义生成的应对方式是一种更有用的应对方式。

帕克关于意义可以转化的概念与存在主义者一致。例如，哲学家弗里德里希·尼采（Friedrick Nietzsche）提出"知道为什么活着的人几乎可以忍受所有事情"。精神病学家、大屠杀幸存者维克多·弗兰克尔（Victor Frankl）在《人类对意义的探索》（*Man's Search for Meaning*）（2006）中提出"在某种程度上，当痛苦找到意义的时候，它就不再是

痛苦了"。（p. 112）

压力或创伤事件仍然是消极的。但是，探索新的意义可减少持续的痛苦，甚至增加积极的心理体验，并形成心理上的繁荣。心理成长并不能抹去负面事件。相反，正如洛马斯（Lomas）和伊夫赞（Ivtzan）（2016）所指出的那样，"繁荣（心理成长）涉及一种复杂的平衡，一种在表象上积极和消极现象之间的微妙的辩证相互作用"（p. 1756）。对创伤后成长或压力相关成长的研究，其核心是对悖论的研究。

过去 20 年的研究表明，有几个变量与创伤后成长和压力相关成长有关。开放性、宜人性和自觉性的人格特征（Karanci et al., 2012；Zoellner et al., 2008）预测了创伤后成长。许多心理因素包括更高的生活满意度（Mols et al., 2009；Mostarac & Brajkovic, 2022）、更强的生活意义（Mostarac & Brajkovic, 2022）、更积极的情绪体验（Werdel et al., 2014）、抑郁和焦虑症状的减少，以及乐观和希望水平的提高（Casellas-Grau & Ochoa, 2017）与创伤后成长或压力相关成长的提升有关。

在多项研究中，精神性始终显示出与创伤后成长和应激相关成长的强相关性，并能预测这些现象的发生（Brelsford, Doheny, Nestler, 2020；Park et al., 2009；Shaw, Joseph, Linley, 2005）。例如，库尔希德（Khursheed）和沙纳瓦兹（Shahnawaz）（2020）最近对克什米尔失去孩子的父母进行了一项研究，研究了创伤、精神性和创伤后成长之间的关系。结果表明，创伤可能会让一个人寻求精神慰藉，这可能会提升其自我同情水平，从而导致创伤后成长水平的提高。同样，一项针对 268 名在印度亚齐经历过冲突的人的研究，调查了精神性与创伤后成长之间的关系并得出结论：精神性通过促使个体提升宽恕水平，从而导致创伤后成长水平的提高（Hafnidar & Lin, 2012）。毫不奇怪的是，精神性始终与创伤后成长和压力相关成长水平的提高有关，因为精神是一个意义创造框架，它经常以成长为导向的方式构建痛苦和挣扎。事实上，早在心理学出现之前，各种宗教和哲学著作表明，如果一个人将自己定位成超越者，那么痛苦就具有自相矛盾的能力。

在阅读关于痛苦和成长的悖论的心理学文献时，临床工作者必须理解两个关键点。第一，苦难永远不应该被赞美。阅读文献太容易让人相信创伤后成长和压力相关成长是将创伤重新塑造成积极体验的一种方式。简单地说，这是一种精神病者的想法，认为受苦是好事必然会让临床工作者精疲力竭、让来访者（患者）心理状况更差。相信受苦是件好事，就等于把临床工作者的工作从灯塔看守人变成有目的地把人们推向暴风雨的人。是的，一个人可以在挑战和苦难中成长。但如果可能的话，不受苦仍然是心理上最好的选择。痛苦和成长之间的关系取决于几个因素，包括一个人被要求忍受的压力的大小。事实上，研究表明压力和成长之间存在 U 型关系。我们不会毫无痛苦地、在未寻求意义和超越感的情况下改变世界观，除非我们所拥有的和我们认为我们会拥有的之间存在差异；但如果经历了太多这样的压力，就不会促进心理上的成长。过多的压力会抑制成长。压力可以促进成长，也可以阻碍成长。明智的人这样生活：不美化也不去寻求压力和创伤。

在创伤后成长和压力相关成长的研究中，要记住的第二个关键点是，不是每个人都能从痛苦中成长。有些人永远无法重新获得平衡，耗费精力试图重构或宣称某种稳定的生存空间，却缺乏任何新的积极变化或成长性体验，始终停滞于基本功能水平。从职业倦怠的角度来考虑创伤后成长和压力相关成长，临床工作者应该明智地记住，不能仅仅因为来访者能挺过严重的压力事件（如自然灾害、车祸、性侵犯），也不能仅仅因为临床工作者能挺过工作中的严重压力时刻（如连续数天、数周甚至数年的高工作量，半夜打来多个危机电话，由于工作与生活的不平衡而缺乏规律的睡眠或锻炼，多重创伤），就意味着他们完全摆脱了承受急性压力事件的负面心理影响，当然也不能因此意味着他们会成长。压力和创伤会增加一个人心理衰退的风险。压力和创伤总体上是消极的。

2021 年 8 月，飓风"艾达"摧毁了新奥尔良及其周边地区的生命和重大财产。在事件发生几周后，《纽约时报》的头条是"新奥尔良最大的杀手不是飓风，而是高温"。8 月底，在热气腾腾的天气里，断电数日，死于高温的人比死于飓风和随之而来的洪水的人还多。有时候，对生命最大的威胁并不发生在暴风雨中，而是在暴风雨中之后。然而，如果临床工作者对成长的可能性持开放态度，探究潜在的成长可能，并在成长契机出现时加以引导，他们就可以为来访者和他们自己服务。如果我们不去探究来访者成长的潜能，我们可能永远不会知道成长经历是否存在。然而期待成长或者直接要求成长，从来都不是临床工作者的职责。我们必须找到"折中道路"或"中庸之道"，避免执着于两个极端。不必否认或要求来访者成长。我们只需要相信这是可能的，并找到勇气和力量让成长的空间存在，不管它是否被来访者的经历所填充。如果临床工作者能做到相信与压力和创伤相关的成长，且不美化痛苦、不要求成长，那么临床工作者将能够提供一个空间进而以心理上有用的方式处理压力和创伤。当成长发生时，能够帮助来访者看到、命名和处理成长的临床工作者也为他们自己的成长打开了一扇门。对创伤后成长的研究已经证明，观察来访者的成长与临床工作者的替代性成长呈正相关，这也是临床工作者职业倦怠的保护因素。

临床工作者的替代性创伤后成长

长期以来，临床工作者已经对替代性创伤（VT）的概念有所了解。替代性创伤的概念，在文献中也被称为"创伤性反移情"或"二次创伤"，被定义为"与经历过创伤的人一起工作并照顾他们时产生的消极转变"。消极的变化可以体现在一个人的身份认同、世界观、信任感和安全感方面的经历。当替代性创伤发生时，临床工作者应该明智地听取心理学家安德鲁·贝恩（2008）的建议，他建议：

也许我们需要退回到自我的相对世界，进行自我仁慈和自我关怀（远离来访者）。退后一步，设定清晰的界限能治愈我们的心灵和净化我们的思想。在间接的创伤中，你的来访者身上的裂痕正在成为你的裂痕，你需要时间和策略来修补它们。当你觉得自己恢复了活力，你就和自己达成了一个关于如何保持开放心态和心理健康使你重新进入来访者世界的协议。（Bein，2008，p.106）

研究表明，经历过高水平压力、有创伤史及应对技能较差的临床工作者发生替代性创伤的风险会增加。随着整个世界日益充满焦虑氛围，创伤叙事成为大多数来访者的核心议题，通过深入倾听，临床工作者面临的间接创伤风险增加。如果一个临床工作者正在经历急性、亚急性或慢性倦怠或同情疲劳，罹患替代性创伤的风险甚至会更高。

尽管对替代性创伤的负面研究持续存在，但新的研究在关于压力和创伤工作中提供了一条充满希望的线索：临床工作者通过见证来访者创伤后成长，有时自身也会经历创伤后成长。用来描述这一过程的术语是"替代性创伤后生长"（VPTG）。2015年的一项全面系统的文献综述总结了28篇关于VPTG的文章（Manning-Jones，de Terte，Stephens，2015）。作者从综述中得出结论：VPTG的经历在概念上与创伤后生长相似，但存在细微的差别。在临床工作者中，VPTG被认为是一个更广泛的概念，可能较少融入个体的自我概念中。具体变化包括：总体上感觉自己能更好地胜任所在的岗位、发现职业的价值、体验到明显改变创伤幸存者生活的能力，以及新增的专业能力（2015）。该研究还指出了VPTG数据中的几个重要关系。

- 临床工作者同理心水平的提高与成长的增加有关；
- 临床工作者乐观和积极情绪水平的提高与成长的增加有关；
- 使用人本主义和超个人取向而不是认知行为疗法（CBT）与成长

的增加有关；

- 对自我关怀、个人治疗、同伴和督导者支持的承诺水平的提高与成长的增加有关。

这项研究表明，许多临床工作者职业倦怠的保护因素也是导致 VPTG 的因素。了解了这项研究，临床工作者怎么能不致力于实践自我关怀、内心反思和参与有意义的支持活动呢？一个临床工作者要多么自以为是才会认为没有这样的实践也能在临床领域生存和发展？

结　　论

临床工作者的工作性质决定了，我们读得越多，工作得越努力，学习得越多，看到的也就越多。有无数的痛苦包围着人们，我们会看到更多的痛苦、更多的苦难和更多的挣扎。有时，这种不断增加的痛苦、苦难和挣扎会开始围绕着我们，使我们坚实的立足点处于危险之中。我们在斗争的战场上工作。人们不会在生活顺利或过得很好的时候来找我们。当他们感到挣扎、害怕、孤独、迷失方向、失去联系时，当他们在人生中的暴风雨时刻迷失在海上时，他们就会出现在我们面前。有时，无法触及一个人的情况会让临床工作者想要跳进水里去接触他们。这种欲望可以是有帮助的，也可以是有害的，或者可以是良性的，这取决于环境；但这种行为是有害的。

在所有的痛苦中，临床工作者面临的问题是：你还能看到希望，看到成长的潜力，看到缓解痛苦的潜力，看到新生活的潜力，看到给你的来访者带来不同体验吗？你能看到苦难，了解苦难，面对苦难，并相信成长的可能性吗？不要强求，不要期待它，也不要想当然它会出现，只要相信它存在。如果你能忍受痛苦和成长，你就走上了一条明智且韧性的道路。太多的痛苦会让我们被来访者淹没，太多的成长会让我们直视光芒而变得盲目。

所有的临床工作者都会变老，只有一部分人会变睿智。选择权在我们自己。我们知道怎样才能变得睿智。不是靠金钱，不是靠年龄增长，也不是靠运气。它是靠接受经历和培养自我关怀的行为，自我同情、宽恕、感恩和创造希望。它是靠体验世界，让世界改变你，让你对世界保持开放而非封闭。没有人一开始就愿意成为那种精疲力竭、怨恨、愤怒、苛求、评判性的治疗师。没有人想少听、少看、限制来访者的成长、与来访者保持距离，也没有人愿意这样。然而，一些人会去做，一些人已经做了，一些人正在做。许多人无法指出它是何时开始或如何开始的。这是因为随着时间的推移，它发生得很慢。

这类似一个有趣的现象：如果把大量的油倒进水里会出现分层，就会像油污或沙拉酱一样；但如果将油以极小滴的形式缓慢加入水中，它们就会混合。而正是这些微小的压力源在我们不知情的情况下积聚并混合在我们体内。压力是有毒的，会导致临床工作者心理上甚至身体上的死亡。保持开放，我们才能保护和引导自己，也要留意我们何时开始封闭自己。

我（MBW）家后院有一丛美丽的杜鹃花。我的大儿子彼得三岁时的一天，他在外面灌木丛附近的泥土里挖土，那一天，盛开的花儿开始凋谢。我对彼得说："哦，花快死了，昨天深紫色的它们还鲜艳又漂亮，每天早上看到它们都感觉很壮观。"我很伤心。彼得以他三岁的理解，毫不犹豫地说："妈妈，也许他们死后可以回来。"对一个三岁的孩子来说，死亡是暂时的，这是完全合理的。而他的这种超越三岁孩子智慧的看法是正确的。杜鹃花又盛开了，这种植物不会死亡，因为每年都会开花。有了持续的照料和关注，有了水和阳光，有了园丁的信念，去年春天的盛开不是最后一次，来年还会有更多的花开。

职业倦怠和临床工作者也是如此。我们需要像一位睿智的园丁一样对待自己。在我们的职业生涯和个人生活中，我们会迷失，这提示我们是时候减少或远离临床工作了，但这并不意味着我们已经"枯萎"。我们可以在"凋谢"之后重新焕发生机。对于具有韧性思维的临床医生来说，即使他们遇到了"枯萎的花朵"（如创伤、压力和损失），也不会将其视为整个职业生涯的终结。相反，他们会看到"枯萎的花朵"，并问自己："是否仍有生命和成长的可能？"当一个人深知生命的脆弱与成长的力量，当他们明白在经历死亡与重生的过程中，只要扎根于肥沃的土壤（如丰富的情感支持、自我关怀和专业成长），并由一位具有超越性视角的"园丁"以目标、意义和希望来滋养时，他们就能让来访者和自己看到更多、理解更多、承载更多。对创伤后成长的研究表明，通过培养这种对经历的开放感，我们的来访者可以在晚上开花（Werdel，2014）。对 VPTG 的研究表明，通过与来访者合作，临床工作者也能见证夜晚而绽放的花。然而没有任何东西或任何人会因为封闭而绽放。

职业倦怠、心理韧性：它们不会像发生在患者和临床工作者身上的创伤那样无法控制、不可预测、不公正、随机地发生在临床工作者身上。职业倦怠和心理韧性与我们做或不做的事情直接相关。这与基因无关，与运气无关。这是一种认知心态、练习和强烈的关心。

- 我们是否深深致力于自我关怀？
- 我们找到滋养自己的方法了吗？
- 我们进行自我检查了吗？我们是否诚实地对待我们的评估结果，并在评估的基础上，以成长为导向，积极地重新评估和重新规划我们的工作和生活？
- 我们把什么排在自我关怀之前？钱？权力？职位？当感到疲劳时，我们会减少工作量吗？
- 我们能找到给我们带来充实感的人、地方、空间吗？我们能与卓越的人联系起来吗？
- 我们是否接触并尊重榜样，是否与希望、爱、感激和宽恕的生活经历共生?

创伤和压力的难点在于我们无法控制。防止职业倦怠和培养心理韧性的困难之处在于，我们确实有控制能力，所以要靠我们自己来控制。心理韧性不是魔法，它深深植根于自我关怀、自我同情和以成长为导向的观点之中。

那么，我们什么时候才能足够关心自己（对自己有真正的、深刻的自我同情），使我们能积极地用我们的思想、心灵和行动来减少痛苦呢？当我们致力于自我关怀、自我同情和尊重，并与扎根于身上的稳定感相连时，我们和来访者可能迸发出怎样的生命力？当我们作为临床工作者铭记、感受和实践我们的使命和激情时，来访者和我们还能开启哪些可能呢？当我们从脚踏实地的角度认识工作时，我们和来访者还有更多的可能，这提醒我们，即使在经历了多年的暴风雨，多年引导迷失在海上的人们之后，我们仍然是、仍然渴望成为灯塔。

附　　录

附录 A　职业倦怠的原因

1. 在工作和个人生活中缺乏明确且始终如一的界限。

2. 与心理健康工作相关的目标不切实际，和/或成功的标准和时间表模糊不清。

3. 不切实际的理想具有威胁性，而不具有普遍的激励性。

4. 对自己过于苛刻或评判；怀着愧疚而非同情的心情回顾过去。

5. 未诊断或未治疗的心理健康问题，如创伤、焦虑和抑郁。

6. 临床工作中的继发性创伤。

7. 对工作和生活中的压力采取回避式应对，而不是积极应对。

8. 极度需要得到他人的喜欢，从而不切实际地与他人交往。

9. 增加的家庭责任，与工作责任发生冲突。

10. 在家庭、学校、工作中与家人和朋友相处时，承担超出自己能力的责任。

11. 忽视了情感、身体和精神层面对安静时间、新体验及有助于学习和成长教育机会的需求。

12. 缺乏有意义的、相互支持的社区生活，以及/或者对他人对我们的支持和关爱抱有不切实际的期望和需求。

13. 在工作、专业组织或个人生活中缺乏或得不到社会支持。

14. 与身心俱疲的人一起工作或生活。

15. 无法在工作环境中进行需要的改变。

16. 难以应付的工作量，对工作量及分配缺乏掌控能力。

17. 严重缺乏上司和同事的赞赏或认可。

18. 遭受一系列的种族主义歧视、性别歧视、年龄歧视，或在生活和工作中经历的其他偏见或不公正。

19. 家庭、住所、工作或生活环境中频发冲突。

20. 看到资源被浪费在与帮助人们或改善医疗系统关系不大或毫无关系的事情上。

21. 没有自由、自主或权力来处理压力事件，或逃避经常发生的压力事件。

22. 未能抑制自己帮助他人的不成熟理由，在此过程中也没有发展出更成熟的理由。

23. "救世主情结"，即在帮助需要帮助的人时，无法区分我们能做什么和不能做什么。

24. 政治或文化压力，与大流行病有关的压力。

25. 放大疲劳。

附录 B　职业倦怠的主要体征和症状

1. 身心疲惫地结束一天。

2. 因接触患者、同事、主管、上司、助理或其他潜在的重要人物而感到不被重视、沮丧、无聊、紧张或愤怒。

3. 出现躯体症状（如头痛、背痛、胃部不适、高血压等）。

4. 日常活动的节奏和/或当前任务的要求超出了个人或专业资源的可承受范围。

5. 工作任务重复，超出了医务工作者的能力范围，或需要持续地高强度工作。

6. 对成为医务工作者的理想和热情正在减退；对工作的幻想破灭的情况经常出现。

7. 在一个月或更长时间内对所在领域经常失去兴趣。

8. 经常感到无聊、呆滞、冷漠和沮丧。

9. 被日程表所支配；负责的患者越来越多；不再与他们合拍；漫不经心地看待他们。

10. 失去判断工作成效的标准。

11. 无法从生活中的其他事情中获得活力。

12. 对专业资源（如书籍、会议、创新活动等）失去兴趣。

13. 间歇性长时间（一周或更长时间）的烦躁、抑郁和压力，即使努力纠正其原因也无法缓解。

14. 焦虑、抑郁、易怒和失眠。

15. 在调节情绪方面面临挑战，而这些情绪曾经是可以随意调节的。

16. 远离家人、朋友和同事。

17. 存在自杀意念。

来源：改编自 Wicks R，Parsons R，& Capps D（2003）. Clinical Handbook of Pastoral Counseling：Vol. 3. Mahwah, NJ：Paulist Press. 经授权使用。

附录 C　处理日常职业倦怠的实用步骤

1. 当我们以一种不恰当的、消极的方式夸大、灾难化实际情况时，我们要纠正自己的认知错误，以便更好地认识自己。

2. 在每周的日程表中添加一些有趣的活动。

3. 得到充分的休息。

4. 注意使用社交媒体或电子产品的时间。

5. 将安静沉思或反思的时间纳入我们的日常生活，并认真履行。

6. 培养自我同情和仁爱之心的能力。

7. 定期与支持我们的朋友交流。

8. 获取足够的营养及锻炼。

9. 学习有关压力管理的专业领域中所提出的一般原则及相关文献；并且参加一些抗压能力的培训。

10. 培养积极应对压力的方式。

11. 如有需要，参与个人、婚姻或家庭治疗。

12. 加入具有支持性质和鼓励性质的专业社团，参加同伴监督小组。

13. 去大自然中散心。

14. 寻找并加入致力于解决平等与多样性问题的倡导性团体。

15. 了解更多与创伤相关的知识。

来源：改编自 Wicks R，Parsons R，& Capps D（2003）. Clinical Handbook of Pastoral Counseling：Vol. 3. Mahwah，NJ：Paulist Press. 经授权使用。

附录 D　压力管理的基础知识

身 体 健 康

1. 睡眠　如果没有充足的睡眠，你的工作质量就会下降。在合理的时间上床睡觉并早起。

2. 饮食　三餐清淡、分配合理、注意饮食的营养价值，是保持体重和营养的最佳方法之一。

3. 运动　每天快步走是合适的低强度运动。持之以恒地运动，胜过一些不规律的高强度运动计划，因为我们会因不能坚持规律运动而感到内疚。

4. 娱乐　跷着脚放松和/或参与能给我们带来乐趣的活动是身体健康的重要基石。娱乐可以帮助我们以一种更豁达的哲学态度顺应生活中的喜怒哀乐。

5. 节奏　多花一点时间到达某个地方让旅途更轻松；每隔一小时或一个半小时停车然后下车伸展一下身体，会让旅行变得更加轻松愉快，也有助于恢复体力。同样，在必要时休息一下，会提高你的工作效率。最重要的是使用不同的方式让自己慢下来，这样你就不会因匆忙奔赴终点，而错过了沿途的风景。

心 理 稳 定

1. 笑　如果说笑是一剂良药，那么自嘲也是一种治疗。不要把自己的面子看得太重，自嘲可以大大减少不必要的压力，有助于改善对自我和生活的看法。

2. 价值观　知道什么是重要的，什么是不重要的，你就能在不同的选择中做出正确的决策。

3. 控制　注意辨别哪些是你能控制的，哪些是你不能控制的。当事情发生时，担心是正常的，但持续的担忧就不正常了。当你发现自己在无休止地担心时，不妨取笑自己说，你一定是"世界上最爱操心的人"。然后计划一下你能做些什么，就让它过去吧。当它再一次出现时，回顾并重复上述过程，直到它减少或停止出现。通过不断练习这个技巧，你将逐渐增强对事物的掌控感。

4. 自我欣赏　思考你已经得到了哪些礼物，每天详细回忆它们（必要时可在纸上列出清单）并对得到它们心存感激，承诺好好看管和分享它们——不是以强迫的方式，而是以慷慨的方式。这意味着不要期望别人会如你所愿地回应你，或者赞赏你的努力。但是，同时仍要尽可能地保持较高的期望值，多重衡量"成功"的标准，这样你就不会因为狭隘的成功观而错过眼前的美好事物。例如，我们常常衡量结束时取得成果的大小，却没有看到或适当地重视我们一路走来所做的一切美好的事情。

5. 参与，而非过度参与　积极参与你认为有意义的事情（在生命的最后时刻，你会乐于回味的那种事情，而不一定是那些别人可能觉得印象深刻或重要的事情）。你要主动自告奋勇地参与你认为有益的事情，并对不合理的要求说"不"。这也是增加参与活动激励性和减少耗费个人精力活动的重要方法。

6. 支持小组　生活中要有关心你的人，可以经常通过电话、书面和面谈与他们联系。在这个群体中，应该有各种心理健康的朋友，他们可以挑战你、支持你、鼓励你、教导你、逗你笑。

7. 逃避　有些时候，你应该"逃离"，因为在所有的人际关系中持续直接面对不好的事件会让人崩溃。为此，你可以利用读小说、白天休息、看电影、散步、业余爱好（钓鱼、骑自行车等）等方式去逃离它们。

8. 自主性　在一天或一周的时间中，一个小小的创意行动或改变也许能让生活变得比等待一年一度的假期更有趣。

9. 小心负面情绪　我们经常会听到如雷贯耳般的负面评论，表扬却如耳边风。用自我对话来察觉自己的消极倾向（例如，用非黑即白的态度看问题、夸大消极情绪、让一件消极的事夸大负面影响、让一件负面事件影响自己一整天或一周，或者不重视负面影响或忽视其他积极事件），然后用更合适的积极想法来回答这些想法。例如，如果你感到略微沮丧，检查一下自己的想法，你可能会发现，因为今天有一件事出了差错，所以你对自己说自己的工作真的很失败。认识到这个种想法后，你就能更正确地告诉自己：你只是犯了一个错误，而不是你本身就是一个错误！

接下来，你就可以回忆起你曾经所取得的成功，并让自己想起那些感激你出现在他们生活中的人的面孔。这将让你看到世界上充满爱的面孔，帮助你打破那些强烈且持续的消极情绪的束缚。记住，消除消极情绪需要大量精力。停止消极思维，你就能腾出大量的精力来成长和享受。

　　10. 检查你在以下方面的个人平衡：

　　　　刺激与安静

　　　　思考与行动

　　　　工作与休闲

　　　　自我关怀与关爱他人

　　　　自我完善与耐心

　　　　对未来的期望与当下的积极行动

　　　　参与和脱离

来源：Wicks Robert J.（1992）. Touching the Holy：Ordinariness，Self-Esteem and Friendship. Notre Dame，IN：AMP. 经授权使用。

附录 E　临床工作者继发性压力自我意识问卷

　　如需转载本表，请注明版权（© 2023 Robert J. Wicks & Mary Beth Werdel）和来源［Wicks R & Werdel M B（2023）. The Resilient Clinician. New York：Oxford University Press］，并将注明转载原因和目标受众的书面申请发送至以下地址：Dr. Robert J. Wicks rwicks@loyola.edu 或 Dr. Mary Beth Werdel mwerdel@fordham.edu.，即可获得免费转载许可。

　　该问卷可与附录 F 配合使用，以帮助读者进一步认识到与继发性压力来源和应对方式，以及可能促使临床工作者出现持续职业倦怠的潜在机制有关的自我想法、感受和反应。

　　说明：寻找一个安静、舒适且隐蔽的地方。仔细阅读每一个问题，并在另一张纸上回答，记录下脑海中首先出现的想法。完成一页后，不要再回头翻阅，也不要在回答其他问题时参考。回答问题时，请充分思考。

1. 面对压力时，你最常对自己说的是什么？它们是否过于笼统？对自己说这些话是否会有间接的好处？

2. 在当前阶段，你可以采取哪些切实有效的措施来预防、限制压力并从中学习？

3. 你熟悉或知道哪些减轻压力和自我关怀的方法，但你认为对你不切实际？怎样才能让这些方法变得切实可行呢？（"一个奇迹!"等类似的回答是无效的）

4. 当提到"职业倦怠"、"同情疲劳"和"慢性继发性压力"等术语时，你会从自己的生活中想到什么？

5. 哪些问题是让你最焦虑的？哪些问题你处理得最好？

6. 过去有哪些类型的情形或互动交流仍然让你感到不安？你可以采取哪些措施来应对这些情形或互动交流。

7. 考虑到工作和家庭的现实需求，如何在生活中更好地平衡这两个方面？（只列出你在未来两到三年内可以切实采取的措施）。

8. 对你来说，是什么让你陷入自虐的信念：唯一值得尊敬的临床工作者是那些投入得足够多，以至于处于职业倦怠或身体疲劳边缘的人？

9. 你的专业教育、临床实习、导师示范，以及毕业后的早期工作经历，是如何在不经意间让你认为照顾好自己等同于软弱，而不健康的生活方式则是从事心理健康/社会工作领域的代价？

10. 你观察到的同行中有哪些"坏习惯"是你不想效仿的？你是如何在心理咨询、心理治疗或社会工作中保持对工作的好奇、热爱和深度投入，同时又避免受到行业病态一面的负面影响？

11. 当你承受巨大压力时，你会有哪些幻想？你认为哪些是合理的幻想，将来某一天你应该付诸行动？哪些是不合理的幻想，如果付诸行动，可能会对你和他人造成伤害？

12. 在你的自我关怀方案中，哪些因素对你最有益？哪些最无益？

13. 在关怀自己的过程中，你最头疼的问题是什么？

14. 其他人如何评价你的工作态度？

15. 在你的个人疑虑和不安全感清单中，有哪些是大多数人知道后会感到惊讶的，或者是你希望朋友、家人或同事无法从你的行为举止中推断出来的。

16. 在心理健康的临床工作中，专注于眼前的人和临床情境至关重要；分散你注意力的外部干扰和内心困扰主要来源于什么？

17. 你的个性特点对于与来访者/患者、员工、家人和朋友的交流互动有哪些积极和消极的影响？

18. 当处于极度压力下时，你最希望改变的与他人交往和处理问题的方式是什么？为了实现这种改变，需要哪些步骤？

19. 你最初想成为临床工作者的动机有哪些？（尽可能详尽地列出所有动机，并包括那些你现在认为不现实或可能不成熟的原因，如地位、控制他人生死的权力、财务自由、偷窥欲等，以确保记录的完整性。）

20. 随着时间的推移，某些动机的优先级对你来说是否发生了变化？如果是，它是如何变化的？你认为为什么会这样？如果这种变化在某种程度上是有问题的，你会如何应对？对于那些有益的优先级变化，你如何确保它们一直是你的关注重点？

21. 作为一名心理健康或社会工作专业人士，你认为与你的情绪和身体健康有关的最尴尬的话题是什么？

22. 你觉得自恋在你的医疗工作中发挥了什么作用？

23. 作为一名临床工作者，你最喜欢的是什么？最不喜欢的是什么？

24. 在你现在的职业生涯中，最让你感到惊讶的是什么？

25. 在你的职业生涯中，最让你沮丧的是什么？在你的个人生活中，最让你沮丧的又是什么？

26. 如果你曾经考虑过更换专业或离开这个行业，原因是什么？

27. 当你想到你现在所从事的职业时，你会如何向一个正在考虑进入这个行业的人描述它？假设有人问你，你认为五年后这个行业会有什么不同，你会怎么回答？

28. 在过去的五年中，你实施的最重要的自我关怀措施是什么？它们对你有什么影响？现在你想如何调整你的计划？

29. 考虑到你自己的个性特点，你觉得哪些类型的患者最具挑战性？哪些类型的同事、下属和上级能够轻易地引起你的情绪反应？鉴于此，你找到了哪些最有效的方式去与他们互动交流？

30. 你会如何描述你的职业生涯对你个人生活产生的积极或负面的影响，以及个人生活对职业生涯的影响？

31. 在你的工作中，你最害怕的五个错误是什么？

32. 你认为可以通过给予关注来减轻生活中的哪些压力？又有哪些压力让你感到无力改变？

33. 你如何描述临床工作者与其他职业在压力来源和自我关怀方法上的差异？

34. 你觉得自己的自我意识有多强？你得出这一结论的依据是什么？什么能帮助你获得更高的自我意识？

35. 如果你把自己的个人幸福需求分为"必需的"和"理想的"两类，每类清单上会有什么？对于职业满意度和成长，类似的清单（必需的和理想的）上又会有什么？

36. 你认为你最喜欢隐藏哪些个人信息，甚至对自己都要隐瞒，因为你意识到这些信息会让你感到不舒服？

38. 你处理冲突的风格是什么？你打算如何优化你的处理方式？为了实现这一目标，你认为下一步应该采取什么措施？

38. 你需要多少独处的时间才能保持心态平衡？你是如何为自己安

排这些时间的?

39. 你如何判断自己已经失去了洞察力? 你会采取哪些措施来恢复或维持这种洞察力?

40. 幽默感和笑声在你避免自己和所处情境变得不必要的"沉重"方面发挥了什么作用?

41. 你珍惜生活中的哪些"小事",如果它们不在你的生活中,你会怀念它们吗? 又有哪些是大事呢? 你如何表达对它们的感激之情?

42. 你对自己的哪些职业成就感到非常自豪? 未来你特别希望取得哪些成就?

43. 请描述你是如何管理时间的。你在工作和个人生活中是否有自己的时间安排? 是否有可以优化的地方?

44. 你通常在什么情况下、和什么人在一起时最容易生气? 最容易懦弱? 最容易退缩? 最容易逃避?

45. 在工作和家庭中,你和其他人通常会如何描述自己:自信、被动、被动攻击还是咄咄逼人? 在你的个人生活和职业生活中,你的行事风格是否存在差异? 如果有,你如何解释这种差异。

46. 你生活中主要的失衡问题是什么? 你是如何解决这些问题的? 如果还没有解决,那么你认为在人生的这个阶段有必要这样做的原因是什么?

47. 你是否知道如何观察自己的感受和行为,然后找出导致这些感受和行为的认知(即思维、感知和理解模式)和信念(即内在的思维框架)? 如果知道,那么你是否会反驳自己非理性的想法,以此来维持正确的视角,避免不必要的压力/抑郁思维/自我谴责? 如果尚不知道,那么你打算如何提高自我意识、自我监控的能力,并增强对自我对话方式的认识,特别是在承受过度压力或经历失败之后?

48. 你现在满足需求或"麻醉"自己的最不健康方式是什么? 你担心自己将来会利用哪些不健康的满足方式? 你正在采取哪些措施来预防、

控制或避免这种情况的发生？

49. 你每天、每周、每月和每年的休闲、放松、静心和娱乐时间的总体安排是怎样的？你如何描述你对这些休息时间的感受（例如，感到内疚、"这是我应得的"、感觉不自在、心系工作、幸福、对这些时间太少或间隔太长感到不满等）？

50. 当你失败时，你通常会对自己说哪些消极的话？

51. 你应对生活困难最健康的方式是什么？哪些又是最不成熟、最不健康的方式呢？

52. 你在哪些方面与医疗团队的其他成员合作？在这种合作中，你有哪些收获和挑战？

53. 你还怀有哪些职业上的不满和个人怨恨，它们在什么时候最容易被触发？

54. 在过去几年中，你是否经历过任何重大损失？如果有，你对这些损失的最初反应是什么，最近的反应又是什么，现在又如何呢？

55. 你如何评价自己日常生活中的身体状况（如身体健康状态、饮食、体重、吸烟、药物和非法药物使用，以及锻炼模式）？

56. 你对在个人生活中向以下各方寻求帮助的感受如何：家人、同事、专业组织、自己的医生、精神科医生、心理学家或咨询师、牧师？

57. 你对"心理健康服务很大程度上是一门艺术，而不是一门精确的科学"这一说法有何反应？

58. 在职业生涯中，你什么时候会被诱惑而打破与患者或同事之间应保持的个人界限、性界限、财务界限或其他界限？

59. 在你的社交圈中，是否存在这样一个人，他对你既和蔼又坦率，让你感到可以分享任何事情，同时也会觉得自己得到了真诚的指导？

60. 在哪些临床情境中或面对哪些类型的患者时，你最容易受到情感伤害？换句话说，你在什么情况下会做出极端的反应，要么过分投入或过度关注，要么在情感上封闭自己，将他们看作仅仅是"一个案例"

或"下午 4 点钟的边缘性人格障碍患者"?

61. 作为一名临床工作者,你对自己的期望是什么?你的工作环境是否也对你抱有这种期望?这种期望与你作为临床工作者所经历的消沉或不断进取有什么关系?

62. 你的个人价值观与你所处工作和生活环境中的价值观有哪些相似之处?它们之间又存在哪些差异?

63. 你如何在生活中处理工作和家庭的冲突?当发生冲突时,你如何处理负面情绪?

64. 你对自己的交叉性、社会和政治类别(种族、阶级、性别认同)的相互关联性及它如何影响你工作中的歧视和不平等经历的认识有多深刻?你周围的人对交叉性的概念及其与压力和职业倦怠的关系的理解又有多深?

65. 当你在工作或个人生活中目睹或经历歧视、不公正或不平等,或轻微的侵犯行为时,你会注意到什么?你能想到在你工作的地方或者生活中,你的反应可以成为支持歧视、不公正和不平等的制度变革的推动者吗?

66. 新冠疫情对你作为临床工作者的经历有哪些积极和消极的影响?

67. 随着时间的推移,你作为临床工作者的意义和目标发生了哪些变化?

68. 你是如何将生活中的压力经历视为成长的一部分的?这种对成长的信念会在哪些方面帮助你在心理上与这些压力体验保持一定的隔离?

69. 在你的生活中,谁是平衡生活、享受人生乐趣和克服挑战的典范?你能从他身上学到什么?

70. 你还想从工作和生活中得到什么?你打算如何一步一步地朝着你所希望的方向前进?有哪些行为或自我对话可能会阻碍你的前进?在你的生活中,有哪些人或事会鼓励和支持你?你会如何感激和庆祝你在生活中所做的改变?

附录 F　个人问题反思指南

本反思指南可与附录 E 配合使用，以帮助读者进一步认识到与继发性压力来源和应对方式，以及可能促使临床工作者出现持续职业倦怠的潜在机制有关的自我想法、感受和反应。

1. 有时，我们可能坚持某些行为，因为我们不想放弃其中涉及的间接利益，也不想付出努力来减轻我们所承受的压力。除非我们发现这些行为带来的收益所需的代价太高且不必要，否则，即使是最具破坏性和最不成熟的防御行为也会持续给我们造成压力。

2. 在这个问题中，"现实"和"有益"这两个概念至关重要；因为当我们觉得所有减压措施都超出了我们能力范围，并认为自己无能为力时，它们便能协助我们克服这些抵触情绪。

3. 这个问题旨在推动我们更进一步，让我们在规划和应对生活压力时更加自信和富有创造力。

4. 我们常常因为对生活中压力的形成原因的定义过于笼统而拒绝改变。这个问题旨在让我们挖掘出更具体的原因，以便我们自己或与上级及同伴更直接地解决这些问题。

5. 通过这个问题，我们可以盘点出自己的优势和薄弱领域，或成长瓶颈。这两份清单越长、越详细，回答就越有用。此外，通过分析清单中的规律，也可以帮助我们规划干预措施或调整心态和计划。

6. 通过这个问题，我们有机会再次坦诚地面对那些仍在消耗我们精力，并在不知不觉中影响我们当下行为的往事。由于工作性质的特殊性，任何从事医疗保健工作的人都有可能面临同情疲劳或替代性创伤后应激障碍（PTSD）的风险，因此清楚地认识到这一点十分重要——这不是为了让我们自责，而是为了从中学习。为了与那些引起不安或创伤的情境和互动达成和解，可能需要进行个体治疗。

7. 在社会工作和心理健康行业，从业者普遍倾向于工作重于个人生活的不平衡状态。而这个问题为采取初步行动以改变这种不平衡状态提供了一个机会。再次使用"现实"一词来表述这个问题的目的之一，就是试图打破当我们感到力不从心、认为无能为力时出现的僵局。视角和态度具有巨大的力量；但经历职业倦怠的人往往意识不到这一点，觉得除非别人改变他们的环境，否则很难有积极的改变。

8. 一旦我们接受了"只有精疲力竭的专业人士才真正关心并努力工作"这一观点，心理代价将是巨大的。如果要进行自我关怀，抵制这种社会和专业上的误区是至关重要的。

9. 这是一个将我们认为有专业能力和个人魅力的人与他们可能表现出的功能失调行为区分开来的机会。专业教育和实地实习有时会被挤进已经排满的日程表中。并不是每个人都有全日制学习的条件，所以研究生们学会了如何在过多的任务中找到平衡。这对临床医生的身心健康状况是有代价的。自我关怀是一项在研究生阶段无法很好评估的能力，但在多年实践中往往被发现不足。当自我关怀转变为对患者的关心减少时，我们就看到了这一点。

10. 作为第九个问题的延续，本问题进一步探讨了如何继承榜样的优秀品质，同时摒弃他们的防御性行为，使我们在临床工作中变得更健康。

11. 有些幻想我们应该付诸行动，而另一些则会带来危险。事先了解其中的区别至关重要，这样才能避免在事后用"它只是发生了"这样的理由来合理化与同事或患者越界的行为。

12. 这就提出了制定自我关怀计划的必要性，并促使我们以更专注的方式思考应对个人和职业生活压力的有效方法。

13. 自我关怀可能会是一场真正的斗争，而这种斗争对临床医生来说是真正要付出代价的。有时我们不重视自我关怀，因此不去实践它。其他时候我们可能低估了自己。这个问题旨在让人们以应对生活中其他问题的同样能量、智力和耐力，来面对与自我关怀相关的抵抗和防御。

14. "工作狂"在许多医疗专业人士的生活中似乎未受到有效制止。在心理健康领域，这种行为甚至可能受到重视和鼓励。系统可能会因你的"工作狂"而暂时受益一段时间。然而，人们依然忍受着巨大的不必要压力，回应往往是"这是做临床医生的必经之路"或"这就是我的性格"。

15. 这让我们能够退后一步，承认每个人都有的疑虑和不安。这一点很重要，因为许多防御性或补偿性行为都是由这些未被审视的动态驱动的。

16. 在心理健康护理和社会工作中，分心会浪费大量时间。错误常常归因于注意力不足。这个问题帮助我们系统地避免不必要的分心，或者理解在工作中无谓占据我们注意力的动态。对于一些人来说，技术可能成为主要的干扰源，甚至是一种上瘾。

17. 列出我们在特定情绪下，性格对某些类型的个人或所有人产生的正面和负面影响，可以帮助我们更好地利用我们应对世界的方式。通过在这一领域提高自我意识，我们可以避免许多潜在的关系问题，因此值得回到这个问题，看看我们可以添加哪些关于何时何种情况下我们改善或恶化了局势的例子。这很难做到，因为我们往往会将责任归咎于患者或工作人员，或者简单地自责。这里需要的是一种清晰且对自己及行为非评判性的态度。像冥想这样的练习可以帮助我们增强全方位了解自己的能力。

18. 了解自己处理压力的默认方式对改变至关重要。即使是基本的步骤，比如在我们理解自己为何如此强烈反应并能够恢复镇定之前，学会保持沉默，都能在与他人互动时显著降低压力水平。

19. 在许多情况下，我们认为自己知道为何选择心理学、咨询、社会工作、精神科护理或其他心理健康领域。然而，往往有许多错综复杂的成熟和不成熟的原因，我们可能未曾深入思考。了解这些信息非常重要，因为它可以帮助我们意识到如何让成熟的理由成长，而让其他理由枯萎或找到合适的位置，从而避免因错误的理由做出决策。

20. 重新审视激励和挑战我们的动机，对于保持和深化我们在他人生活中的角色至关重要。特别是在文化中对医疗保健持有疲惫观点的背景下，这种反思尤为重要，以帮助我们认识到自己可能发挥的有益角色。

21. 许多对我们来说敏感的尴尬话题，我们自己也没有真正深入地、安全地思考过。这个问题允许并鼓励我们花一些时间，让我们审视自己敏感的地方，并开始思考我们可以做些什么。

22. 健康的自恋是有益的。它鼓励我们为好的工作成果感到自豪，并使我们在护理他人的关键角色中感到快乐，同时帮助我们识别当自我意识障碍时的防御性反应。

23. 这个问题让我们重新认识作为临床医生的喜悦和痛苦。它的目的是让我们更清晰地了解自己不喜欢看到的事物，以及如何以某种方式改变这些事物，即使是一些小的调整，在多个领域中进行，也可以带来显著的缓解。更重要的是，通过明确自己最喜欢的事物，我们可以记住在每天遇到这些事物时享受并从中汲取力量。

24. 这是一个标准的"盘点"问题，询问我们在工作中遇到了哪些未曾预料到的情况，以便如果需要采取行动，可以在个人和职业上被过度偏离之前进行调整。

25. 挫折会耗尽精力。通过将它们命名，我们迈出了理解为何这些挫折让我们如此沮丧，而其他人却不以为意的第一步。一旦能够以这种方式理解挫折，它们的影响力就会减弱。然后，我们可以在重复这种模式时提醒自己，避免过度延续这种行为。

26. 工作变动的想法通常出现在我们职业生活中负面因素积累的时候。通过回顾我们什么时候想到换工作或确实做过，我们可以从中学习，以避免不必要的变动，或者更好地意识到何时需要这样的重大改变来缓解顽固的压力或开辟新的可能性。

27. 这个问题对我们所有人都很重要，因此我们可以诚实地对待自己，了解我们对该领域的感受及我们在其中的角色。它还引导我们展望未来，了解我们对前景的看法，并提出问题："我需要做些什么来使这一切对我来说更加积极？"

28. 在这里，我们审视了自我关怀方案。至少，这个问题鼓励我们查看是否已有计划。如果计划是不正式的，它将帮助我们写下我们实际做的事情，并给我们一种改进计划的感觉。

29. 了解谁能够"触动我们的情感开关"是对抗不必要压力的重要措施。这个问题促使我们在这方面获得更高的清晰度，这是保持心理健康在紧张情况下所必需的。否则，我们唯一的结果就是将责任归咎于某些人，或责怪自己失去冷静或表现不当。

30. 审视个人福祉与职业福祉之间的互动及它们如何相互影响，有助于我们认识到大多数逆境涉及的动态比我们最初想象的更复杂。随着远程医疗带来的灵活性增加，这一现实变得更加明显，因为那些在面对面线下看诊时不可能安排的患者，现在也可以被安排进来了。

31. 将恐惧细分成具体内容，使我们能够与信任的导师和同事讨论，从而建设性地处理这些恐惧，而不是让它们无意义地困扰我们。仅仅命名和讨论这些恐惧就可以帮助减轻这方面的压力。

32. 无力感是我们所有人都会有的感受。然而，再一次，对这些领域的感知和关注往往会削弱那些我们未曾重视并因缺乏审视而任其失控的部分。

33. 这是一个机会，让我们审视自己对职业及其压力的感受是否与其他行业有所不同。这也让我们能够正视一些压力，因为我们与许多行业存在诸多共同点，但往往没有意识到这一点。

34. 自我意识的方法，如反思、冥想、写日记、接受和给予督导、个人日常总结、接受指导和正式/非正式的同伴讨论，都可以帮助我们更好地适应我们的风格。这个问题帮助我们审视这些方法是否以某种方式存在，如果没有，为什么没有。

35. 通过拆解需求，我们可以开始看到那些我们在个人或职业福祉方面剥夺自己的基本需求的情况，以及我们发展出的一系列心理成本过高的附加需求。

36. 这个问题再次涉及羞耻的问题。它让我们释放那些即使对自己也部分隐藏的领域，以便我们最终可以从中学到更多，并让它们在我们的心理中占据更合适的位置，而不是在内心中主导它。

37. 每个人处理冲突的风格都不同。这没有好坏之分，它只是存在的一种方式。通过这种方式，我们可以看到自己风格的优缺点，并采取措施加以改善。大多数人更关注的是自己或对方是否对错，而不是关注冲突解决的方式。详细回应这个问题，可以产生许多积极成果，并成为减轻我们自身压力及我们与他人互动时压力的重要因素。

38. 独处常被视为一种奢侈，或者似乎只在我们的日程中"偶然发生"。然而，无论你是内向还是外向，独处时间在心理上都是必要的，它有助于恢复精力、反思、重新评估，以及打破常常被驱动的忙碌日程。因此，更有意识地安排独处时间的地点、方式和时机对于心理健康至关重要。对于那些有宗教信仰的人来说，独处也是大多数主要精神性传统中的一个元素。

39. 我们失去洞察力的情况通常在他人看来更为明显，而不易被自己察觉。然而，有一些迹象表明我们已经失去了距离感和对事物的恰当衡量。这些迹象包括极端的情绪、退缩、活动节奏的不必要加快或过度沉迷。一旦意识到这些，我们就可以问自己如何最好地重新恢复洞察力。这可能是通过花几分钟独自散步、去趟洗手间、打电话给朋友，或只是保持沉默直到我们恢复镇定就可以做到的。这种方法帮助我们意识到，每天我们都会失去洞察力，需要以某种方式重新获得。

它还防止了当洞察力丧失时出现的三种经典危险：投射、自责和气馁。对导致我们失去洞察力的内在动态及失去视角的情境进行深入探究，自然更为健康和富有成效。全面回答这个问题有助于在我们的职业和个人生活中支持这一积极的转变。

40. 我们常常在认真对待工作时，过于严肃对待自己。这一问题突显了这一现实，并帮助我们始终铭记：笑声是良药，而幽默感可以让事情尽可能变得轻松。

41. 深深的感激之情是防止和应对失去洞察力的主要措施之一。我们有很多值得感激的，包括我们在医疗保健中的角色，这不是每个人都能够或愿意承担的。感激对大多数人来说并不自然，而负面反应似乎会自发出现且不费吹灰之力。在这一领域的自我训练，从更多地意识到一切都是礼物开始，可以在预防倦怠方面提供无法估量的帮助。这是因为当感受到周围环境的持续滋养时，我们会保持更好的平衡感——感激使我们更加敏感于事件和人们给予我们的东西，这样我们就不会视而不见、贬低它们，甚至错过它们。

42. 盘点自己的成就是一种健康的自恋行为。这也再次有助于防止我们只关注失败、缺席和挣扎，而忽视了我们已经取得的进展而导致的洞察力丧失。这也有助于规划未来，这激发了我们内心的新希望，而不是让我们每天只是机械地度过。

43. 时间管理在辅导教育、心理学和社会工作的学校教育中并不常被教授。然而，压力的一个原因是工作中的无序或分心。这个问题暗示了我们控制的范围比我们愿意承认的要大。在制定自我关怀方案时，必须在某种程度上解决这个问题，以便利用管理/组织技能减少压力。（这一主题在第二章关于制定自我关怀方案中讨论，并在那里也推荐了相关的进一步阅读。）

44. 通过想象我们生活中那些引发攻击或逃避反应的实际人物，我们可以开始更好地理解这些人触发了我们内心什么反应，以便更好地应对他们。通常,在大多数人的生活中,某些人或性格类型会让我们不安,这被视为一种无法改变的既定事实。在心理健康和社会工作中,这种逃避是奢侈且不可接受的,因为我们需要一再面对这样的人。

45. 通过诚实地审视自己来欣赏自己的风格,此时在问卷中应该会更容易,因为到目前为止,我们希望已经进入了以兴趣而非谴责或否认的态度进行审视的阶段。在这个过程中,重要的是开始注意到我们在工作和家庭中的风格差异,并努力更好地理解这些差异,这对改善我们在家庭和医疗保健环境中的互动技巧将大有帮助。

46. 生活中的不平衡不必持续存在,也不必一夜之间彻底纠正。急于求成往往会导致我们仓促行事,而不是勇敢地去实现那种能够带来个人和职业福祉的平衡。

47. 识别我们对事物的感受,审视那些可能不合理的思维和信念,并用更健康的思维回应这些情绪,对于保持洞察力和心理健康非常重要。这个问题突显了这一点,并帮助我们提高"自我对话"的音量,以免让负面思维成为我们心理中的隐形操控者。

48. "工作狂"、酗酒、药物滥用、强迫行为(如饮食、购物或赌博/股票、社交媒体、市场投机)只是我们"治疗"自己的几种方式。了解我们如何、何时及在何种程度上进行这些行为,是解决这个常被否认的问题的第一步。

49. 在一天、一周、一月和一年中安排休息时间,是那些有效预防和限制职业倦怠的人所作出的有意识决策。这一领域将我们对它的感受作为自我关怀的一部分,非常重要。

50. 失败是参与的一部分。我们参与的越多,必须面对的复杂问题就越多,我们的失败也就越多。这是一个统计学现实,因为我们不可能做到完美。因此,了解我们如何应对失败,因为失败常常是我们工作的一部分,有助于减少不必要的焦虑和可避免的压力。

51. 这个问题涉及我们面对障碍时的整体风格,并要求我们盘点自己的才能和防御机制。与其他一些问题类似，这一问题旨在进行回顾，并与其他问题配合验证我们之前回答的可靠性。

52. 合作在医疗保健领域常被认为是必要的，但许多人认为这不切实际。然而，有效的医疗保健必须是团队合作的努力，其中每个团队成员都受到尊重，获得适当的自主权，并对提供给患者的医疗方案有发言权。这个问题探讨了个人对合作的理解和态度。

53. 怨恨是潜意识中的心理炸药，当被环境中的事件或人物触发时，可能会爆炸，尤其是在睡眠不足或其他问题使我们更脆弱时。揭示这些怨恨，以免它们作为隐藏的心理癌症继续在我们内心成长和吞噬我们，这显然是必要的。

54. 由于处理死亡和临终问题属于医疗保健专业人员的职责范围，因此，了解我们自己的损失，对我们如何处理或回避处理这些问题是非常有帮助的。

55. 许多医疗保健人员悖论般地回避关注自己的身体健康及其有益或有害的因素。这个问题要求我们以不指责的方式、诚实的态度详细回应，并愿意考虑那些不会被轻易放弃的适度改变（比如那种让我们永远处于匮乏状态的节食计划）。

56. 在心理健康和社会工作中，并非每个错误都是医疗事故。没有哪个临床医生能在所有患者的诊断或干预中做到完美。这是对临床工作本身不完美性的认识。我们如何回答这个问题，可以为我们对自己和该领域期望的提供一些洞察。

57. 我们永远不能单打独斗。有时，为自己安排一段时间的治疗或辅导是重要的，这样我们可以处理失败，深化个人生活，学习改进个人和职业幸福感的新颖且创造性的方法。这个问题关注我们如何寻求帮助、合作、监督和支持。

58. 这个问题中的诚实让我们能够发现"情感警示"，这些警示将提醒我们在与患者或同事交往中不要跨越界限。每个人在生活中都有一个脆弱的地方，可能会发生界限违规。提前知道这一点或与之最易感到脆弱的人是至关重要的。

59. 我们和谁在一起时感到既自由又清晰？至少，提问这个问题指出了一个事实：如果没有这样的人存在，我们就有可能在职业和个人生活中偏离方向。它还指出了确保我们与这样的人保持稳定联系的必要性，如果没有，找到一个可以填补这个角色的人。

60. 在成为临床工作者的过程中，变得麻木或过于情绪化是一种持续的危险。这个问题旨在帮助我们探索这种情况何时发生及如何发生。和问卷中的其他问题一样，它要求我们不要将自己的反应视为理所当然，而是进一步探索，以便更好地理解自己并制定出对职业和个人都有效的改变计划。

61. 职业身份是我们在临床早期教育中经常讨论的话题。重新审视你希望成为的临床角色，有助于提醒我们，我们有能力和主动权去培养一种能促进我们成长或使我们停滞的思维和行为方式。成长或停滞并不依赖于运气。

62. 工作场所的价值观与个人价值观之间的差异可能导致压力。当我们对临床工作应有的认识与实际情况存在差距时，可能会引发心理困扰。减少压力的方法是改变我们对工作的期望，或者重新审视我们认为重要的事物。这些改变往往需要时间，可能会导致职业倦怠。

63. 工作与家庭冲突与压力和职业倦怠的增加有关。找到承认痛苦情绪并接触积极情绪（如感恩）的方法，已被发现有助于提高自我关怀策略，增强在压力中的韧性，并减少职业倦怠。

64. 交叉性理论认为，个人的社会和政治身份是相互交织的，这些交织的身份形成了一个互相依存的系统，基于种族、民族、性取向、社会阶层和性别等身份，既可能带来劣势，也可能带来优势。当忽视或否定交叉性时，工作负担、额外工作量和情感耗竭往往会以不成比例的方式负面影响某些群体，带来歧视性的不公平对待。

65. 目睹或经历基于种族、社会阶层、性别身份或身体能力的歧视，可能对压力和职业倦怠产生显著的负面影响。提高对交叉性在压力和职业倦怠中的作用的认识，并寻找致力于提升意识和推动改变的专业团体，可以增加个人的主动性和控制感，减少无助感和绝望感。

66. 新冠疫情对临床医生的幸福感产生了重大影响。疫情不仅增加了对心理健康临床工作者的需求，同时也暴露了一场心理健康危机。这是一种共同的慢性压力源，影响了来访者和临床工作者。尽管在经历这种压力时会受到显著的负面影响，但对于某些人来说，也有积极的影响。花时间考虑这两方面的影响可以帮助人们获得更平衡的压力和体验。

67. 意义及随之而来的快乐不是静态的构建。它们会随着临床工作者的变化和成长而改变和发展。花时间重新发现工作中的个人意义时刻，将使我们意识到作为临床医工作者的成长和进步。

68. 花时间注意自己作为临床医工作者的成长有助于从更广阔的视角审视自己工作的叙事，并了解自己从哪里来。除了有意义的工作之外，考虑自己希望在哪里成长同样重要。认为临床工作中没有新的东西可学的观念，暗示了一个狭窄而封闭的理解框架，而非扩展和开放的框架。

69. 榜样在行为改变中扮演着重要角色，无论是正面的还是负面的。朋友、家人、同事、导师、监督者和精神领袖的职业倦怠可能教会我们负面的行为模式。同样，朋友、家人、同事、导师、监督者和精神领袖也可以示范适应性的应对方式、新技能和自信。我们必须记住，我们的榜样也是人，也会有缺陷。

70. 在心理压力和倦怠的经历中，往往存在对人类经验的非人格化和对工作与生活的脱离。这可能导致我们在最需要的时候停止展望我们想要从生活和工作中得到更多的东西。即使我们知道自己想要朝哪个方向前进，也可能自我破坏我们的行动。列出鼓励成长的人和事可以带来应对压力所需的小的认知和行为改变。思考如何庆祝积极变化并不是自恋，而是一种自我关怀的形式。

参 考 文 献

American Psychological Association online dictionary. https: //dictionary.apa.org/ burnout.

An interview with Thich Nhat Hanh, Vietnamese Zen Master. (November/December 1989). Common Boundary, 16.

Auden, W. H.(1976). Introduction. In D. Hammarskjold(Ed.), Markings(p. ix). Knopf.

Baker, E. (2003). Caring for ourselves: A therapist's guide to personal and professional well-being. American Psychological Association.

Barasa, E., Mbau, R., & Gilson, L.(2018). What is resilience and how can it be nurtured? A systematic review of empirical literature on organizational resilience. International Journal of Health Policy Management, 7(6), 491–503. doi: 10. 15171/ijhpm. 2018. 06.

Basma, D., DeDiego, A. C., & Dafoe, E. (2021). Examining wellness, burnout, and discrimination among BIPOC counseling students. Journal ofMulticultural Counseling and Development, 49(2), 74–86. https: //doi. o rg/10. 1002/jmcd. 12207.

Bein, A. (2008). The Zen of helping: Spiritual principles of mindful and open-hearted practice. Wiley.

Bloom, A. (1970). Beginning to pray. Paulist Press.

Board on Health Care Services; Institute of Medicine. (2012, November 20). The role of telehealth in an evolving health care environment: Workshop summary. National Academies Press. https: //www. ncbi. nlm. nih. gov/books/NBK207145/ doi: 10. 17226/13466.

Boldt. M. (2004). Pursuing human strengths: a positive psychological guide. Worton.

Brazier, D. (1954/2022). Zen therapy. Wiley.

Brelsford, G., Doheny, K., & Nestler, L. (2020). Parents' posttraumatic growth and spirituality post neo-natal intensive care unit discharge. Journal of Psychology & Theology, 48 (1), 34–43. doi: 10. 1177/0091647119856468.

Buber, M. (1966). Way of man. Lyle Stuart.

Buchholz, E. (1997). The call of solitude: Alonetime in a world of attachment. Simon

& Schuster.

Burns, D. (1980). Feeling good. New American Library.

Byrd, R. (1938/1995). Alone. Kodansha.

Casellas-Grau, A., Ochoa, C., & Ruini, C.(2017). Psychological and clinical correlates of posttraumatic growth in cancer: A systematic and critical review. Psychooncology, 26 (12), 2007–2018. doi: 10. 1002/pon. 4426.

Chadwick, D. (1999). The crooked cucumber. Broadway.

Chodron, P. (2016). When things fall apart. Shambala.

Coster, J., & Schwebel, M. (1997). Well-functioning in professional psychologists. Professional Psychology: Research and Practice, 28, 10.

Courtois, C. A.(1999). Recollections of sexual abuse:Treatment principles and guidelines. W. W. Norton.

Cozolino, L. (2021). The making of a therapist: A practical guide for the inner journey. W. W. Norton.

Crenshaw, K.(1989). Demarginalizing the intersection of race and sex: A black feminist critique of antidiscrimination doctrine, feminist theory and antiracist politics. University of Chicago Legal Forum, 1 (8), 139–167.

Csikszentmihalyi, M.(2000). Beyond boredom and anxiety. Jossey-Bass.(Original work published in 1975).

Davis, D. M., & Hayes, J. A. (2011). What are the benefits of mindfulness? A practice review of psychotherapy-related research. Psychotherapy, 48 (2), 198.

De Hert, S.(2020). Burnout in healthcare workers: Prevalence, impact, and preventative strategies. Local and Regional Anesthesia, 13, 171–183. https: //doi. org/10. 2147/LRA. S240564.

Domar, A., & Dreher, H.(2000). Self-nurture:Learning to care for yourself as effectively as you care for everyone else. Penguin.

Dubois, D. (1983). Renewal of prayer. Lumen Vitae, 38 (3), 273–274.

Duchek, S. (2020). Organizational resilience: A capability-based conceptualization. Business Research, 13, 215–246. https: //doi. org/10. 1007/s40685-019-0085-7.

Duckworth, A.(2016). Grit: The power of passion and perseverance. Scribner/Simon & Schuster.

Emery, S., Wade, T. D., & MacLean, S.(2009). Associations among therapist beliefs, personal resources, and burnout in clinical psychologists. Behaviour Change, 26,

83–96. https: //doi. org/10. 1375/bech. 26. 2. 83.

Fleury, M. J., Grenier, G., Bamvita, J. M., & Chicocchio, F. (2018). Associate and mediating variables relate to job satisfaction among professionals from mental health teams. Psychiatric Quarterly, 89 (2), 339–413. doi: 10. 1007/s11126-017-954306.

Foy, D., Drescher, K., Fits, A., & Kennedy, K.(2003). Post-traumatic stress disorders. In R. Wicks, R. Parsons, & D. Capps (Eds.), Clinical handbook of pastoral counseling (vol. 3, pp. 274–277). Mahwah, NJ: Paulist Press.

Frankl, V. (2006). Man's search for meaning. Beacon Press.

Fredrickson, B. L. (2004). The broaden-and-build theory of positive emotions. Philosophical Transactions of the Royal Society of London (Biological Sciences), 359, 1367–1377.

Freudenberger, H. J. (1974). Staff burn-out. Social Issues, 90, 159–165.

frontline clinicians during the COVID-19 pandemic. Journal of Affective Disorders, 293, 273–378.

Germer, C. K., Siegel, R. D., & Fulton, P. R. (Eds.). (2005). Mindfulness and psychotherapy. Guilford Press.

Gill, J. (1980). Burnout: A growing threat in ministry. Human Development, 1, 24–25.

Gorky, M. (1996). Gorky: My childhood. Penguin.

Gunaratana, B. (2002). Mindfulness in plain English. Wisdom Publications. Hay, G. (1967). The way to happiness. Simon & Schuster.

Herman, J. (2015). Trauma and recovery: The aftermath of violence—from domestic abuse to political terror. Basic Books.

Hilty, D. M., Ferrer, D. C., Parish, M. B., Johnston, B., Callahan, E. J., & Yellowlees, P. M. (2013). The effectiveness of telemental health: A 2013 review. Telemedicine and e-Health, 19 (6), 444–454.

Hou, J. -M., & Skovholt, T. M. (2020). Characteristics of highly resilient therapists. Journal of Counseling Psychology, 67(3), 386–400. doi. org/10. 1037/cou0000401.

Janoff-Bulman, R.(1992). Shattered assumptions: Towards a new psychology of trauma. Free Press.

Kabat-Zinn, J. (2005). Wherever you go, there you are: Mindfulness meditation in everyday life. Hachette Books.

Kaplan, A. (1982). Meditation and Kabbalah. Samuel Weiser.

Karanci A. N., Işıklı, S., Aker, A. T., Gül, E. İ., Erkan, B. B., Ozkol, H., & Güzel,

H. Y.(2012). Personality, posttraumatic stress, and trauma type: Factors contributing to posttraumatic growth and its domains in a Turkish community sample. European Journal of Psychotraumatology, 3, 1–14. doi: 10. 3402/ejpt. v3i0. 17303.

Khursheed, M., & Shahnawaz, M. G. (2020). Trauma and post-traumatic growth: Spirituality and self-compassion as mediators among parents who lost their young children in a protracted conflict. Journal of Religion & Health, 59, 2623–2637. https: // doi. org/10. 1007/s10943-020-00980-2.

Kim, J. Y., Campbell, T. H., Shepherd, S., & Kay, A. C. (2020). Understanding contemporary forms of exploitation: Attributions of passion serve to legitimize the poor treatment of workers. Journal of Personality and Social Psychology, 118 (1), 121–148. https: //doi. org/10. 1037/pspi0000190.

Kneeland, E. T., Hilton, B. T., Fitzgerald, H. E., Castro-Ramirez, F., Tester, R. D., Demers, C., & McHugh, R. K.(2021). Providing cognitive behavioral group therapy via videoconferencing: Lessons learned from a rapid scale-up of telehealth services. Practice Innovations, 6 (4), 221– 235. https: //doi. org/10. 1037/pri0000154.

Kornfield, J. (1993). A path with heart: A guide through the perils and promises of spiritual life. Bantam.

Kornfield, J. (1994). Life's little instruction book. Bantam.

Kornfield, J. (2000). After the ecstasy, the laundry: How the heart grows wise on the spiritual path. Bantam.

Kottler, J. (2022). On being a therapist (6th ed.). Oxford University Press.

Kottler, J. A., & Hazler, R. J. (1997). What you never learned in graduate school: A survival guide for therapists. W. W. Norton.

Kusy, M.(2020). Six intentional ways to build teams of everyday civility(and proactively erode toxic behaviors). Physician Leadership Journal, 65–70.

Leech, K. (1980). True prayer. Harper & Row.

Lin, L., Christidis, O., & Conroy, J.(2019). Most psychologists are satisfied with their jobs. Monitor on Psychology, 50 (3), 19.

Linehan, M. (1993). Cognitive-behavioral treatment of borderline personality disorder. Guilford Press.

Linehan, M. (2005). This one moment: Skills for everyday mindfulness [DVD]. Behavioral Tech, LLC.

Lomas, T., & Ivtzan, I.(2016). Second wave positive psychology: Exploring the positive–

negative dialectics of wellbeing. Journal of Happiness Studies，17（4），1753–1768. doi 10. 1007/s10902-015-9668-y.

Lynn，K. S.（1987）. Ernest Hemingway：A psychological autopsy of a suicide. Psychiatry：Interpersonal & Biological Processes，69，351–361.

Maddi，S. R.，& Khoshaba，D. M.（2005）. Resilience at work：How to succeed no matter what life throws at you. American Management Association.

Manning-Jones，S. F.，de Terte，I.，& Stephens，C.（2015）. Vicarious posttraumatic growth：A systematic literature review. International Journal of Wellbeing，5，125–139.

Maslach，C.，& Jackson，S. E.（1981）. The measurement of experienced burnout. Journal of Occupational Behavior，2，99–113.

Merton，T.（1999）. Seven storey mountain. Sanfrancisco，C. A.：HarperOne.

Mols F.，Vingerhoets，A. J.，Coebergh，J. W.，& van de Poll-Franse，L. V.（2009）. Well-being, posttraumatic growth, and benefit finding in long- term breast cancer survivors. Psychological Health，24（5），583–595. doi：10. 1080/08870440701671362.

Morgan，S.（2005）. Depression：Turning toward life. In C. K. Germer，R. D. Siegel，& P. R. Fulton（Eds.），Mindfulness and psychotherapy（pp. 130–151）. Guilford Press.

Mostarac，I.，& Brajković，L.（2022）. Life after facing cancer：Posttraumatic growth, meaning in life and life satisfaction. Journal of Clinical Psychological Medical Settings，29（1），92–102. doi：10. 1007/s10880-021- 09786-0.

Mullen，P. R.，Blount，A. J.，Lambie，G. W.，& Chae，N.（2017）. School counselors' perceived stress, burnout, and job satisfaction. Professional School Counseling，21（1），1–10. https：//www. jstor. org/stable/90023539.

Nadler，R.（2020）. Understanding "Zoom fatigue"：Theorizing spatial dynamics as third skins in computer-mediated communication. Computers and Composition，58（102613）. doi. org/10. 1016/j. compcom. 2020. 102613.

Newell，J. M.，& MacNeil，G. A.（2010）. Professional burnout, vicarious trauma, secondary traumatic stress, and compassion fatigue. Best Practices in Mental Health，6（2），57–68.

Nouwen，H.（1981）. Making all things new. Harper & Row.

Nouwen，H.（2004）The way of the heart：the spirituality of the desert fathers and mothers. London，England：Dalton，Longman and Todd.

Park, C.(2013). The meaning making model: A framework for understanding meaning, spirituality, and stress-related growth in health psychology. European Health Psychologist, 15, 40–47.

Park, C. L., Edmondson, D., Fenster, J. R., & Blank, T. O. (2009). Meaning making and psychological adjustment following cancer: The mediating roles of growth, life meaning, and restored just-world beliefs. Journal of Consulting and Clinical Psychology, 76, 863–875. doi: 10. 1037/a0013348.

Peterson, C. (2006). A primer in positive psychology. Oxford University Press.

Pfifferling, J. H. (1986). Cultural antecedents promoting professional impairment. In C. D. Scott & J. Hawk(Eds.), Heal thyself: The health of health care professionals(pp. 3–18). Brunner/Mazel.

Pierce, B. S., Perrin, P. B., Tyler, C. M., McKee, G. B., & Watson, J. D. (2020). The Covid-19 telepsychology revolution: A national study of pandemic based changes in U. S. mental health care delivery. American Psychologist, 76 (1), 14–25.

Pope, K. S., & Vasquez, M. J. T. (2005). How to survive and thrive as a therapist. American Psychological Association.

Reinhold, B. B. (1997). Toxic work: How to overcome stress, overload, and burnout and revitalize your career. Plume.

Reivich, K., & Shatté, A. (2002). The resilience factor: 7 Keys to finding your inner strength and overcoming life's hurdles. Broadway Books.

Riegle, R. (2003). Dorothy Day: Portraits by those who knew her. Orbis.

Rilke, R. M. (1954/2004). Letters to a young poet (Rev. ed.). W. W. Norton.

Rinpoche, S. (2020). The Tibetan book of living and dying. Harper Collins.

Roberts, R. C. (2007). Spiritual emotions. Eerdmans.

Rodman, R. (1985). Keeping hope alive. Harper & Row.

Sanders, L. (1982). The case of Lucy Bending. Putnam.

Satir, V.(1st ed. 1964, 2nd ed. 1967, 3rd ed. 1983). Conjoint family therapy. Palo Alto: Science & Behavior Books.

Schaufeli, W. B., Maslach, C., & Marek, T. (Eds.). (2017). Professional burnout: Recent developments in theory and research. Routledge.

Schmuck, P., & Sheldon, K. M. (Eds.). (2001). Life goals and well-being: Towards a positive psychology of human striving. Hogrefe & Huber Publishing.

Scott, C., & Hawk, J. (Eds.). (1986). Health thyself: The health of health care professionals. Brunner/Mazel.

Seaward, B.(2000). Managing stress in emergency medical services. American Academy of Orthopedic Surgeons/Jones & Bartlett.

Seligman, M. E. P.（2002）. Authentic happiness: Using the new positive psychology to realize your potential for lasting fulfillment. Free Press.

Shaw, A., Joseph, S., & Linley, P. A.（2005）. Religion, spirituality, and posttraumatic growth: A systematic review. Mental Health, Religion & Culture, 8(1), 1–11. https: //doi. org/10. 1080/1367467032000157981.

Shell, E. M., Hua, J., & Sullivan, P.（2022）. Cultural racism and burnout among Black mental health therapists. Journal of Employment Counselling. https: //doi. org/10. 1002/joec. 12187.

Shim, R. S.（2021）. Dismantling structural racism in psychiatry: A path to mental health equity. American Journal of Psychiatry, 178 (7), 592–598.

Shore, P., Goranson, A., Ward, M. F., & Lu, M. W.（2014）. Meeting veterans where they are: A VA Home-Based Telemental Health（HBTMH）pilot program. International Journal of Psychiatry in Medicine, 48 (1), 5–17.

Simpson, S., Richardson, L., Pietrabissa, G., Castlenuovo, G., & Reid, C.（2021）. Video therapy and the therapeutic alliance in the age of Covid-19. Clinical Psychology Psychotherapy, 28 (2), 409–421.

Storr, A. (1988) . On solitude. Bantam.

Strand, C. (1988) . The wooden bowl. Hyperion.

Sussman, M. B. (1992) . A curious calling: Unconscious motivations for practicing psychotherapy. Jason Aronson.

Sylvia, L. G., George, N., Rabideau, D. J., Streck, J. M., Albury, E., Hall, D. L., Luberto, C. M., Mizrach, H. R., Perez, G. K., Crute, S., Menta, D., Convery, M. S., Looby, S. E., Fricchione, G., Fava, M., Wilhelm, S., & Park, E. R. (2021) . Moderators of a resiliency group intervention for

Tedeschi, R. G., & Calhoun, L. G.(2004). Post-traumatic growth: Conceptual foundations and empirical evidence. Psychological. Inquiry , 15 , 1–18. doi : 10. 1207/s15327965pli1501-02.

Vivolo, M., Owen, J., & Frazer, P. (2022) . Psychological therapists' experiences of burnout: A qualitative systematic review and meta-synthesis. Mental Health & Prevention.

Weiss, A.（2004）. Beginning mindfulness: Learning the way of awareness. New World Library.

Werdel M. B., Dy-Liacco G. S., Ciarrocchi J. W., Wicks R. J., & Brelsford, G. M.（2014）. The unique role of spirituality in the process of growth following stress and trauma. Pastoral Psychology, 63, 57–71.

Werdel, M. B.（2014）. Blooming in the night: themes of self-renewal in posttraumatic growth. In R. J. Wicks & E. A. Maynard（Eds.）, Clinician's guide to self-renewal: essential advice from the field（pp. 175–188）. Wiley: Hoboken, N. J.

West, C. P., Dyrbye, L. N., & Shanafelt, T. D.（2018）. Physician burnout: Contributors, consequences, and solutions. Journal of Internal Medicine, 283（6）, 516–529. https://doi.org/10. 1111/joim. 12752.

Wicks, R.（1986）. Availability. Crossroad.

Wicks, R.（1988）. Living simply in an anxious world. Paulist Press.

Wicks, R.（1992）. Touching the holy. Ave Maria Press.

Wicks, R.（1997）. After 50: Spiritually embracing your own wisdom years. Paulist Press.

Wicks, R.（1998）. Living a gentle, passionate life. Paulist Press.

Wicks, R.（2000）. Simple changes. Thomas More/Sorin Books.

Wicks, R.（2002）. Riding the dragon. Sorin Books.

Wicks, R.（2003）. Countertransference and burnout in pastoral counseling. In R.

Wicks, R.（2022）. Overcoming secondary stress in medical and nursing practice: A guide to professional resilience and personal well-being. Oxford University Press.

Wicks, R., & Hamma, R.（1996）. Circle offriends: Encountering the caring voices in your life. Ave Maria Press.

Wicks, R. Parsons, & D. Capps（Eds.）, Clinical handbook of pastoral counseling（vol. 3, pp. 321–341）. Paulist Press.

Wilkes, C., Le, T., & Resh, W.（2021）. An intersectional approach to studying burnout in local government. Academy of Management Proceedings, 2021（1）, 10163.

Williams, E., Konrad, T., Scheckler, W., Pathman, D., Linzer, M., McMurray, J., Gerrity, M., & Schwartz, M.（2001）. Understanding physicians' intentions to withdraw from practice: The role of job satisfaction, job stress, and mental and physical health. Health Care Management Review, 26, 7–19.

Yang, Y., & Hayes, J. A.（2020）. Causes and consequences of burnout among mental health professionals: A practice-oriented review of recent empirical literature.

Psychotherapy，57（3），426–436. https: //doi. org/10. 1037/pst0000317.

Zaslove，M.（2001）. Curbside consultation：A case of physician burnout. American Academy of Family Physician. http: //www. aafp. org/afp/2001/08/01/curbside. html.

Zoellner，T.，Rabe，S.，Karl，A.，& Moercker，A.（2008）. Posttraumatic growth in accident survivors：Openness and optimism as predictors of its constructive or illusory sides. Journal of Clinical Psychology，64，245– 263. doi. org/10. 1002/jclp. 20441.

推 荐 书 目

以下列表仅包含关于该主题的书籍类资料。此安排旨在便于读者在需要进一步阅读时能够迅速获取相关资料。此外，最后一部分（一般资料来源）还收录了部分相关文章和论文。

关于临床工作者的自我关怀、继发性压力和心理韧性

Clinician Self-Care，Secondary Stress，and Resiliency

Domar，A. D.，& Dreher，H.（2001）. Self-nurture：Learning to care for yourself as effectively as you care for everyone else. Penguin.

Kottler，J. A.（2022）. On being a therapist（6th ed.）. Oxford.

Leiter，M. P.，& Maslach，C.（2005）. Banishing burnout：Six strategies for improving your relationship with work（3rd ed.）. Jossey-Bass.

Pope，K. S.，& Vasques，M. J. T.（2005）. How to survive and thrive as a therapist. American Psychological Association.

Reivich，K.，& Shatté，A.（2002）. The resilience factor：7 keys to finding your inner strength and overcoming life' hurdles. Broadway Books.

Rothschild，B.，& Rand，M.（2006）. Help for the helper：The psychophysiology of compassion fatigue and vicarious trauma. W. W. Norton.

Skovholt，T. M.（2016）. The resilient practitioner：Burnout prevention and self-care strategies for counselors，therapists，teachers，and health professionals. Routledge.

Weiss，L.（2004）. Therapist's guide to self-care. Routledge/Taylor & Francis.

关 于 正 念

Batchelor，S.（1997）. Buddhism without beliefs. Riverhead Books.

Beck, C.（1989）. Everyday Zen: Love and work. Harper San Francisco.

Brach, T.（2003）. Radical acceptance: Embracing your life with the heart of a Buddha. Bantam Dell.

Brantley, J.（2003）. Calming your anxious mind. New Harbinger Publications.

Brazier, D.（2001）. Zen therapy. Constable & Robinson.

Chodron, P.（2001）. The wisdom of no escape and the path of loving-kindness. Shambhala Publications.

Epstein, M.（1996）. Thoughts without a thinker: Psychotherapy from a Buddhist perspective. Basic Books.

Germer, C., Siegel, R., & Fulton, P.（Eds.）.（2005）. Mindfulness and psychotherapy. Guilford Press.

Goldman, D.（2003）. Destructive emotions: How can we overcome them? Bantam Dell.

Goldstein, J.（1993）. Insight meditation: The practice of freedom. Shambhala Publications.

Goldstein, J., & Kornfield, J.（1987）. Seeking the heart of wisdom. Shambhala Publications.

Gunaratana, B.（2002）. Mindfulness in plain English. Wisdom Publications. Hanh, T. N. （1975/1987）. The miracle of mindfulness. Beacon Press.

Hayes, S., Follette, V., & Linehan, M.（Eds.）.（2011）. Mindfulness and acceptance: Expanding the cognitive-behavioral tradition. Guilford Press.

Kabat-Zinn, J.（1990）. Full catastrophe living. Delacorte Press.

Kabat-Zinn, J.（2005）. Wherever you go, there you are: Mindfulness meditation in everyday life. Hyperion.

Kabat-Zinn, J.（2005a）. Coming to our senses: Healing ourselves and the world through mindfulness. Hyperion.

Kabat-Zinn, J.（2005b）. Guided mindfulness meditation.（Series 1–3 [Compact disc]）. Box 547. Stress Reduction CDs and Tapes.

Kabat-Zinn, M., & Kabat-Zinn, J.（1998）. Everyday blessings: The inner work of mindful parenting. Hyperion.

Kornfield, J.（1993）. A path with heart: A guide through the perils and promises of spiritual life. Bantam.

Kornfield, J.（2000）. After the ecstasy, the laundry: How the heart grows wise on the spiritual path. Bantam.

Langer, E.（1989）. Mindfulness. Da Capo Press.

Linehan, M.（2005）. This one moment: Skills for everyday mindfulness. Behavioral Tech.

Salzberg, S.（1995）. Loving kindness: The revolutionary art of happiness. Shambhala Publications.

Stern, D.（2004）. The present moment in psychotherapy and everyday life. W. W. Norton.

Suzuki, S.（1973）. Zen mind, beginner's mind. John Weatherhill.

Weiss, A.（2004）. Beginning mindfulness: Learning the way of awareness. New World Library.

Wicks, R.（2003）. Riding the dragon. Soren Books.

关于积极心理学

Aspinwall, L. G., & Staudinger, U. M.（Eds.）.（2003）. A psychology of human strengths: Fundamental questions and future directions for a positive psychology. American Psychological Association.

Baumeister, R. F.（2005）. The cultural animal: Human nature, meaning, and social life. University Press.

Csikszentmihalyi, M.（1990）. Flow: The psychology ofoptimal experience. Harper Perenniel.

Csikszentmihalyi, M.（1998）. Finding flow: The psychology ofengagement with everyday life. Basic Books.

Csikszentmihalyi, M., & Csikszentmihalyi, I. S.（Eds.）.（2006）. A life worth living: Contributions to positive psychology. Oxford University Press.

Emmons, R. A., & McCullough, M. E.（Eds.）.（2004）. The psychology of gratitude. University Press.

Fowers, B. J.（2005）. Virtue and psychology: Pursuing excellence in ordinary practices. American Psychological Association.

Gilbert, D.（2006）. Stumbling on happiness. Alfred A. Knopf.

Haidt, J.（2006）. The happiness hypothesis: Finding modern truth in ancient wisdom. Basic Books.

James, W.（2002）. The varieties of religious experience: A study in human nature. Modern Library.

Keyes, C. L. M., & Haidt, J. (2002). Flourishing: Positive psychology and the life well-lived. American Psychological Association.

Linley, P. A., & Joseph, A. (Eds.). (2004). Positive psychology in practice. John Wiley & Sons.

Maslow, A. H. (1968/1999). Toward a psychology of being(3rd ed.). John Wiley & Sons.

Norem, J. K. (2001). The positive power of negative thinking. Basic Books.

Pearsall, P. (2003). The Beethoven factor: The new positive psychology of hardiness, happiness, healing, and hope. Hampton Roads Publishing.

Peterson, C. (2006). A primer in positive psychology. Oxford University Press.

Peterson, C., & Seligman, M. E. P. (Eds.). (2004). Character strengths and virtues: A handbook and classification. American Psychological Association & Oxford University Press.

Seligman, M. E. P. (1993). What you can change ... and what you can't: The complete guide to successful self-improvement. Ballantine Books.

Seligman, M. E. P. (2002). Authentic happiness: Using the new positive psychology to realize your potential for lasting fulfillment. Free Press.

Seligman, M. E. P. (2006). Learned optimism: How to change your mind and your life. Pocket Books.

Snyder, C. R., & Lopez, S. J. (Eds.). (2002). Handbook of positive psychology. University Press.

一般资料来源

Ackerley, G. D., Burnell, J., Holder, D. C., & Durdek, L. A. (1988). Burnout among licensed psychologists. Professional Psychology: Research and Practice, 19, 624–631.

Adams, R. E., Boscarino, J. A., & Figley, C. R. (2006). Compassion fatigue and psychological distress among social workers: A validation study. American Journal of Orthopsychiatry, 76, 103–108.

Adler, G. (1972). Helplessness in the helpers. British Journal of Medical Psychology, 45, 315–326.

Alloy, L. B., & Abramson, L. Y. (1982). Learned helplessness, depression, and the illusion of control. Journal of Personality and Social Psychology, 36, 1114–1126.

Aragones, A. (2001). Burnout among doctoral level psychologists: A study of coping alternatives. Dissertation Abstracts International, 61, 3886.

Arnold, D., Calhoun, L. G., Tedeschi, R., & Cann, A.(2005). Vicarious posttraumatic growth in psychotherapy. Journal of Humanistic Psychology, 45, 239–263.

Aspinwall, L. G., & Staudinger, U. M.(Eds.).(2003). A psychology of human strengths: Fundamental questions and future directions for a positive psychology. American Psychological Association.

Auden, W. H.(1976). Introduction. In D. Hammarskjold(Ed.), Markings(p. ix). Knopf.

Baker, E. (2003). Caring for ourselves: A therapist's guide to personal and professional well-being. American Psychological Association.

Barnes, R. C.(1994). Finding meaning in unavoidable suffering. International Forum for Logotherapy, 17, 20–26.

Batchelor, S. (1997). Buddhism without beliefs. Riverhead Books.

Baumeister, R. F.(2005). The cultural animal: Human nature, meaning, and social life. Oxford University Press.

Beck, C. (1989). Everyday Zen: Love and work. Harper San Francisco.

Becvar, D. S. (2003). The impact on the family therapist of a focus on death, dying, and bereavement. Journal of Marital and Family Therapy, 29, 469–477.

Bell, H., Kulkarni, S., & Dalton, L. (2003). Organizational prevention of vicarious trauma. Families in Society: The Journal of Contemporary Human Services, 84, 463–470.

Bode, R. (1993). First you have to row a little boat. Warner.

Bolt, M. (2004). Pursuing human strengths: A positive psychology guide. Worth Publishers.

Bowers, B. J.(2005). Virtue and psychology: Pursuing excellence in ordinary practices. American Psychological Association.

Brach, T. (2003). Radical acceptance: Embracing your life with the heart of a Buddha. Bantam Dell.

Brantley, J. (2003). Calming your anxious mind. New Harbinger Publications.

Brooks, Jr., C. W. (2000). The relationship among substance abuse counselors' spiritual well-being, values, and self-actualizing characteristics and the impact on clients' well-being. Journal of Addictions & Offender Counseling, 21 (1), 23–33.

Brown, III, F. M.(2002). Inside every chronic patient is an acute patient wondering what happened. JCLP/In Session: Psychotherapy in Practice, 58, 1443–1449.

Buber, M.（1966）. Way of man. Lyle Stuart.

Buchholz, E. S.（1997）. The call of solitude: Alonetime in a world of attachment. Simon & Schuster.

Burns, D.（1980）. Feeling good. New American Library.

Butollo, W. H., & Ludwig-Maximillians, U.（1996）. Psychotherapy integration for war traumatization: A training project in central Bosnia. European Psychologist, 1, 140–146.

Byrd, R.（1938/1995）. Alone. Kodansha.

Caldwell, M. P.（1984）. Stress/distress/burnout: A perspective for counseling and therapy. Individual Psychology: Journal of Adlerian Theory, Research & Practice, 40, 475–483.

Capner, M., & Caltabiano, M. L.（1993）. Factors affecting the progression towards burnout: A comparison of professional and volunteer counsellors. Psychological Reports, 73, 555–561.

Case, P. W., & McMinn, M. R.（2001）. Spiritual coping and well-functioning among psychologists. Journal of Psychology and Theology, 29, 29–40.

Chadwick, D.（1999）. The crooked cucumber. Broadway.

Cherniss, C.（1980）. Staff burnout: Job stress in the human services. Sage Publications.

Chodron, P.（1997）. When things fall apart. Shambhala.

Chodron, P.（2001）. The wisdom of no escape and the path of loving-kindness. Shambhala Publications.

Cohen, M., & Gagin, R.（2005）. Can skill-development training alleviate burnout in hospital social workers? Social Work in Health Care, 40, 83–97.

Collins, S.（2003）. Working with the psychological effects of trauma: Consequences for mental health-care workers: A literature review. Journal of Psychiatric and Mental Health Nursing, 10, 417–424.

Collins, W. L.（2005）. Embracing spirituality as an element of professional self-care. Social Work & Christianity, 32, 263–274.

Coons, C. M.（2001）. Student's corner: Avoiding premature exasperation: 10 habits of highly successful counselors. Annals of the American Psychotherapy Association, 4（5）, 25.

Coster, J. S., & Schwebel, M.（1997）. Well-functioning in professional psychologists. Professional Psychology: Research and Practice, 28, 5–13.

Coyle, D., Edwards, D., Hannigan, B., Fothergill, A., & Burnard, P. (2005). A systematic review of stress among mental health social workers. International Social Work, 48, 201–211.

Cozolino, L. (2004). The making of a therapist: A practical guide for the inner journey. W. W. Norton.

Csikszentmihalyi, M. (1990). Flow: The psychology ofoptimal experience. Harper Perenniel.

Csikszentmihalyi, M.(1998). Finding flow: The psychology ofengagement with everyday life. Basic Books.

Csikszentmihalyi, M.(2000). Beyond boredom and anxiety. Jossey-Bass.(Original work published in 1975).

Cunningham, M. (2003). Impact of trauma work on social work clinicians: Empirical findings. Social Work, 48, 451–459.

Cunningham, M. (2004). Teaching social workers about trauma: Reducing the risks of vicarious traumatization in the classroom. Journal of Social Work Education, 40, 305–317.

Cushway, D. (1996). Tolerance begins at home: Implications for counsellor training. International Journal for the Advancement of Counselling, 18, 189–197.

Cushway, D., & Tyler, P.(1996). Stress in clinical psychologists. International Journal of Social Psychiatry, 42, 141–149.

Dane, B., & Chachkes, E. (2001). The cost of caring for patients with an illness: Contagion to the social worker. Social Work in Health Care, 33, 31–51.

Davis, D. C., & Markley, B. L. (2000). College counselors' well being. In D. C. Davis & K. M. Humphrey (Eds.), College counseling: Issues and strategies for a new millennium (pp. 267–287). American Counseling Association.

Dienstbier, R. A. (1989). Arousal and physiological toughness: Implications for mental and physical health. Psychological Review, 96, 84–100.

Domar, A. D., & Dreher, H. (2000). Self-nurture: Learning to care for yourself as effectively as you care for everyone else. Penguin.

Dubois, D. (1983). Renewal of prayer. Lumen Vitae, 38 (3), 273–274.

Edelwich, J., & Brodsky, A. (1980). Burnout. Human Sciences Press.

Edward, K.(2005). The phenomenon of resilience in crisis care mental health clinicians. International Journal of Mental Health Nursing, 14, 142–148.

Edwards, R.（1995）. "Compassion fatigue": When listening hurts. Monitor on Psychology, 26（5）, 34.

Egan, M.（1993）. Resilience at the front lines: Hospital social work with AIDS patients and burnout. Social Work in Health Care, 18, 109–125.

Emmons, R. A., & McCullough, M. E.（Eds.）.（2004）. The psychology of gratitude. Oxford University Press.

Ensman, Jr., R. G.（2000）. Are you a burnout candidate? Case Manager, 11, 59–61.

Epstein, M.（1995）. Thoughts without a thinker: Psychotherapy from a Buddhist perspective. Basic Books.

Etherington, K.（2000）. Supervising counsellors who work with survivors of childhood sexual abuse. Counselling Psychology Quarterly, 13, 377– 389.

Evans, T. D., & Villavisanis, R.（1997）. Encouragement exchange: Avoiding therapist burnout. Family Journal: Counseling and Therapy for Couples and Families, 5, 342–345.

Figley, C. R.（Ed.）.（1995）. Compassion fatigue: Coping with secondary traumatic stress disorder in those who treat the traumatized. Routledge.

Figley, C. R.（2002）. Compassion fatigue: Psychotherapists' chronic lack of self-care. Journal of Clinical Psychology, 58（11）, 1433–1441.

Fowers, B. J.（2005）. Virtue and psychology: Pursuing excellence in ordinary practices. American Psychological Association.

Fox, R.（2003）. Traumaphobia: Confronting personal and professional anxiety. Psychoanalytic Social Work, 10, 43–55.

Fox, R., & Carey, L. A.（1999）. Therapists' collusion with the resistance of rape survivors. Clinical Social Work Journal, 27（2）, 185–201.

Fox, R., & Cooper, M.（1998）. The effects of suicide on the private practitioner: A professional and personal perspective. Clinical Social Work Journal, 26, 143–157.

Foy, D., Drescher, K., Fits, A., & Kennedy, K.（2003）. Post-traumatic stress disorders. In R. Wicks, R. Parsons, & D. Capps（Eds.）, Clinical handbook of pastoral counseling（vol. 3, pp. 274–277）. Paulist Press.

Foy, D. W., Osato, S., Houskamp, B., & Neumann, D.（1991）. Etiology factors in posttraumatic stress disorder. In P. Saigh（Ed.）, Posttraumatic stress disorder: A behavioral approach to assessment and treatment（pp. 28–49）. Pergamon Press.

Foy, D. W., Siprelle, R. C., Rueger, D. B., & Carroll, E. M.（1984）. Etiology of posttraaumatic stress disorder in Vietnam veterans: Analysis of premilitary, military, and combat exposure influences. Journal of Consulting and Clinical Psychology, 52, 79–87.

Fredrickson, B. L. (1998). What good are positive emotions? Review of General Psychology, 2, 300–319.

Fredrickson, B. L. (2000). Cultivating positive emotions to optimize health and well-being. Prevention and Treatment, 3. Retrieved on February 8, 2005, from http://journals. apa. org/prevention.

Fredrickson, B. L. (2001). The role of positive emotions in positive psychology: The broaden-and-build theory of positive emotions. American Psychologist, 56, 218–226.

Fredrickson, B. L. (2004). The broaden-and-build theory of positive emotions. Philosophical Transactions of the Royal Society of London (Biological Sciences), 359, 1367–1377.

Geller, J. A., Madsen, L. H., & Ohrenstein, L. (2004). Secondary trauma: A team approach. Clinical Social Work Journal, 32, 415–430.

Germer, C. K., Siegel, R. D., & Fulton, P. R. (Eds.). (2005). Mindfulness and psychotherapy. Guilford Press.

Gilbert, D. (2006). Stumbling on happiness. Alfred A. Knopf.

Glickauf-Hughes, C., & Mehlman, E.(1995). Narcissistic issues in therapists: Diagnostic and treatment considerations. Psychotherapy, 32, 213–221.

Goldman, D.(2003). Destructive emotions: How can we overcome them? Bantam Dell.

Goldstein, J. (1993). Insight meditation: The practice of freedom. Shambhala Publications.

Gorky, M.(1996). Gorky: My childhood. Penguin. Counselling Psychology Quarterly, 18, 31–40.

Groves, J. E.(1978). Taking care of the hateful patient. New England Journal of Medicine, 298 (16), 883–887.

Gunaratana, B. (2002). Mindfulness in plain English. Wisdom Publications.

Haidt, J. (2006). The happiness hypothesis: Finding modern truth in ancient wisdom. Basic Books.

Hanh, T. N. (1975/1987). The miracle of mindfulness. Beacon Press.

Hay, G. (1967). The way to happiness. Simon & Schuster.

Hayes, S., Follette, V., & Linehan, M.(Eds.).(2004). Mindfulness and acceptance:

Expanding the cognitive-behavioral tradition. Guilford Press.

Herman, J. (1997). Trauma and recovery: The aftermath of violence—from domestic abuse to political terror. Basic Books.

Hesse, A. R. (2002). Secondary trauma: How working with trauma survivors affects therapists. Clinical Social Work Journal, 30 (3), 293–309.

Holmqvist, R., & Andersen, K. (2003). Therapists' reactions to treatment of survivors of political torture. Professional Psychology: Research and Practice, 34 (3), 294–300.

Huggard, P. (2003). Compassion fatigue: How much can I give? Medical Education, 37, 163–164.

Inbar, J., & Ganor, M. (2003). Trauma and compassion fatigue: Helping the helpers. Journal of Jewish Communal Service, 79, 109–111.

James, W.(2002). The varieties of religious experience: A study in human nature. Modern Library.

Jenkins, S. R., & Baird, S. (2002). Secondary traumatic stress and vicarious trauma: A validational study. Journal of Traumatic Stress, 15, 423–432.

Jones, S. H. (2005). A self-care plan for hospice workers. American Journal of Hospice & Palliative Medicine, 22, 125–128.

Kennedy, N. (2004). Connected separateness or separate connection: Envisioning body with mind. Journal of Health Care for the Poor and Underserved, 15, 501–505.

Kesler, K. D. (1990). Burnout: A multimodal approach to assessment and resolution. Elementary School Guidance & Counseling, 24 (4), 303–312.

Keyes, C. L. M., & Haidt, J. (2002). Flourishing: Positive psychology and the life well-lived. American Psychological Association.

Kleespies, P. M., & Dettmer, E. L. (2000). The stress of patient emergencies for the clinician: Incidence, impact, and means of coping. Journal of Clinical Psychology, 58, 1353–1369.

Kottler, J. A. (2001). The therapist's workbook: Self-assessment, self-care, and self-improvement exercises for mental health professionals. John Wiley & Sons.

Kottler, J. A., & Hazler, R. J. (1997). What you never learned in graduate school: A survival guide for therapists. W. W. Norton.

Kraus, V. I. (2005). Relationship between self-care and compassion satisfaction, compassion fatigue, and burnout among mental health professionals working with adolescent sex offenders. Counseling and Clinical Psychology Journal, 2, 81–88.

Kumar, S., Hatcher, S., & Huggard, P. (2005). Burnout in psychiatrists: An etiological model. International Journal of Psychiatry in Medicine, 35, 405–416.

Kuyken, W., Peters, E., Power, M. J., & Lavender, T. (2003). Trainee clinical psychologists' adaptation and professional functioning: A longitudinal study. Clinical Psychology and Psychotherapy, 10, 1041– 1054.

Langer, E. (1989). Mindfulness. Da Capo Press.

Leiter, M. P., & Maslach, C. (2005). Banishing burnout: Six strategies for improving relationship with work (3rd ed.). Jossey-Bass.

Lepnurm, R., Dobson, R., Backman, A., & Keegan, D. (2006). Factors explaining career satisfaction among psychiatrists and surgeons in Canada. Canadian Journal of Psychiatry, 51, 243–255.

Linehan, M. (1993). Cognitive-behavioral treatment of borderline personality disorder. Guilford Press.

Linehan, M. M., Cochran, B. N., Mar, C. M., Levensky, E. R., & Comtios, K. A. (2000). Therapeutic burnout among borderline personality disordered clients and their therapists: Development and evaluation of two adaptations of the Maslach Burnout Inventory. Cognitive and Behavioral Practice, 7, 329–337.

Linley, P. A., & Joseph, A. (Eds.). (2004). Positive psychology in practice. John Wiley & Sons: Hoboken, N. J.

Lynn, K. S. (1987). Ernest Hemingway: A psychological autopsy of a suicide. Psychiatry: Interpersonal & Biological Processes, 69, 351–361.

Maddi, S. R. (2002). The story of hardiness: Twenty years of theorizing, research, and practice. Consulting Psychology Journal: Practice and Research, 54, 175–185.

Maddi, S. R., & Khoshaba, D. M. (2005). Resilience at work: How to succeed no matter what life throws at you. American Management Association.

Martin, Jr., W. E., Easton, C., Wilson, S., Takemoto, M., & Sullivan, S. (2004). Salience of emotional intelligence as a core characteristic of being a counselor. Counselor Education & Supervision, 44, 17–30.

Maslow, A. H. (1968/1999). Toward a psychology of being(3rd ed.). John Wiley & Sons.

McMillan, I. (2006, February). Practitioners warned of the emotional burden of caring. Mental Health Practice, 9, 34.

Morgan, S. (2005). Depression: Turning toward life. In C. K. Germer, R. D. Siegel,

& P. R. Fulton（Eds.）, Mindfulness and psychotherapy（pp. 130–151）. Guilford Press.

Morgan, W. D., & Morgan, S. T.（2005）. Cultivating attention and empathy. In C. K. Germer, R. D. Siegel, & P. R. Fulton（Eds.）, Mindfulness and psychotherapy（pp. 73–83）. Guilford.

Nelson-Gardell, D., & Harris, D.（2003）. Childhood abuse history, secondary traumatic stress, and child welfare workers. Child Welfare, 82, 5–26.

Norem, J. K.（2001）. The positive power of negative thinking. Basic Books.

O'Halloran, T. M., & Linton, J. M.（2000）. Stress on the job: Self-care resources for counselors. Journal of Mental Health Counseling, 22（4）, 354–365.

Osborn, C. J.（2004）. Seven salutary suggestions for counselor stamina. Journal of Counseling and Development, 82, 319–328.

Pardess, E.（2005）. Training and mobilizing volunteers for emergency response and long-term support. Journal of Aggression, Maltreatment & Trauma, 10, 609–620.

Pearsall, P.（2003）. The Beethoven factor: The new positive psychology of hardiness, happiness, healing, and hope. Hampton Roads Publishing.

Peterson, C.（2006）. A primer in positive psychology. Oxford University Press.

Peterson, C., & Seligman, M. E. P.（Eds.）.（2004）. Character strengths and virtues: A handbook and classification. American Psychological Association & Oxford University Press.

Pfifferling, J. H., & Gilley, K.（2000）. Overcoming compassion fatigue: When practicing medicine feels more like labor than a labor of love, take steps to heal the healer. Family Practice Management, 7, 39–45.

Pieper, M. H.（1999）. The privilege of being a therapist: A fresh perspective from intrapsychic humanism on caregiving intimacy and the development of the professional self. Families in Society, 80（5）, 479–487.

Pockett, R.（2003）. Staying in hospital social work. Social Work in Health Care, 26, 1–24.

Pope, K. S., & Vasquez, M. J. T.（2005）. How to survive and thrive as a therapist. American Psychological Association.

Raquepaw, J. M., & Miller, R. W.（1989）. Psychotherapist burnout: A componential analysis. Professional Psychology: Research and Practice, 20（1）, 32–36.

Rasmussen, B.（2005）. An intersubjective perspective on vicarious trauma and its impact on the clinical process. Journal of Social Work Practice, 19, 19–30.

Reid, Y., Johnson, S., Morant, N., Kuipers, E., Szmukler, G., Thornicroft, G., et al.（1999）. Explanations for stress and satisfaction in mental health professionals: A qualitative study. Social Psychiatry and Psychiatric Epidemiology, 34, 301–308.

Riegle, R.（2003）. Dorothy Day: Portraits by those who knew her. Orbis.

Rilke, R. M.（1954/2004）. Letters to a young poet（Rev. ed.）. W. W. Norton.

Rinpoche, S.（1992）. The Tibetan book of living and dying. Harper Collins.

Rodman, R.（1985）. Keeping hope alive. Harper & Row.

Rothschild, B., & Rand, M.（2006）. Help for the helper: The psychophysiology of compassion fatigue and vicarious trauma. W. W. Norton.

Rupert, P. A., & Baird, K. A.（2004）. Managed care and the independent practice of psychology. Professional Psychology: Research and Practice, 35, 185–193.

Rybak, C. J., Leary, A., & Marui, A.（2001）. The resiliency wheel: A training model for enhancing the effectiveness of cross-cultural interviews. International Journal for the Advancement of Counselling, 23, 7–19.

Sabin-Farrell, R., & Turpin, G.（2003）. Vicarious traumatization: Implications for the mental health of health workers? Clinical Psychology Review, 23, 449–480.

Salmon, P.（2001）. Effects of physical exercise on anxiety, depression, and sensitivity to stress: A unifying theory. Clinical Psychology Review, 21, 33–61.

Salston, M. D., & Figley, C. R.（2003）. Secondary traumatic stress effects of working with survivors of criminal victimization. Journal of Traumatic Stress, 16, 167–174.

Seaward, B.（2000）. Managing stress in emergency medical services. Sudbury, MA: American Academy of Orthopaedic Surgeons/Jones & Bartlett.

Selye, H.（1974）. Stress without distress. J. B. Lippincott.

Shea, S. B.（2004）. Mind over meltdown. Natural Health, 34, 68.

Shelton, L., & Horne, N.（2004）. Strong, serene, and centered: Take a stand against stress with this anxiety-busting, resilience-building strength workout. Natural Health, 34, 88.

Sherman, M. D.（1996）. Distress and professional impairment due to mental health problems among psychotherapists. Clinical Psychology Review, 16, 299–315.

Simon, C. E., Pryce, J. G., Roff, L. L., & Klemmack, D.（2005）. Secondary traumatic stress and oncology social work : Protecting compassion from fatigue and compromising the worker's worldview. Journal of Psychosocial Oncology, 23, 1–14.

Skovolt, T. M.（2001）. The resilient practitioner: Burnout prevention and self-care strategies for counselors, therapists, teachers, and health professionals. Allyn & Bacon.

Skovholt, T. M., Grier, T. L., & Hanson, M. R.（2001）. Career counseling for longevity: Self-care and burnout prevention strategies for counselor resilience. Journal of Career Development, 27（3）, 167–176.

Snyder, C. R., & Lopez, S. J.（Eds.）.（2002）. Handbook of positive psychology. Oxford University Press.

Stern, D.（2004）. The present moment in psychotherapy and everyday life. W. W. Norton.

Strumpfer, D. J.（2003）. Resilience and burnout: A stitch that could save nine. South African Journal of Psychology, 33, 69–79.

Sussman, M. B.（1992）. A curious calling: Unconscious motivations for practicing psychotherapy. Jason Aronson.

Suzuki, S.（1973）. Zen mind, beginner's mind. John Weatherhill.

Tugade, M. M., & Fredrickson, B. L.（2004）. Resilient individuals use positive emotions to bounce back from negative emotional experiences. Journal of Personality and Social Psychology, 86, 320–333.

Tusaie, K., & Dyer, J.（2004）. Resilience: A historical review of the construct. Holistic Nursing Practice, 18, 3–10.

Ungar, M., Mackey, L., Guest, M., & Bernard, C.（2000）. Logotherapeutic guidelines for therapists' self-care. International Forumfor Logotherapy, 23, 89–94.

Valente, V., & Marotta, A.（2005）. The impact of yoga on the professional and personal life of the psychotherapist. Contemporary Family Therapy, 27（1）, 65–80.

Vandecreek, L., & Allen, J. B.（Eds.）.（2005）. Innovations in clinical practice: Focus on health and wellness. Professional Resource Press.

VanMeter, J. B., McMinn, M. R., Bissell, L. D., Kaur, M., & Pressley, J. D.（2001）. Solitude, silence, and the training of psychotherapists: A preliminary study. Journal of Psychology and Theology, 29, 22–28.

Walsh, R., & Shapiro, S. L.（2006）. The meeting of meditative disciplines and western psychology: A mutually enriching dialogue. American Psychologist, 61, 227–239.

Watkins, Jr., C. E.（1983）. Burnout in counseling practice: Some potential professional and personal hazards of becoming a counselor. Personnel and Guidance Journal, 61, 304–308.

Weiss, A.（2004）. Beginning mindfulness: Learning the way of awareness. New World Library.

Weiss, L.（2004）. Therapist's guide to self-care. Routledge/Taylor & Francis.

Wicks, R.（1986）. Availability. Crossroad.

Wicks, R.（1988）. Living simply in an anxious world. Paulist Press.

Wicks, R.（1992）. Touching the holy. Ave Maria Press.

Wicks, R.（1995）. The stress of spiritual ministry: Practical suggestions on avoiding unnecessary distress. In R. Wicks（Ed.）, Handbook of spirituality for ministers（vol. 1, pp. 249–258）. Paulist Press.

Wicks, R.（1997）. After 50: Spiritually embracing your own wisdom years. Paulist Press.

Wicks, R.（1998）. Living a gentle, passionate life. Paulist Press.

Wicks, R.（2000）. Simple changes. Thomas More/Sorin Books.

Wicks, R.（2002）. Riding the dragon. Sorin Books.

Wicks, R.（2003）. Countertransference and burnout in pastoral counseling. In R.

Wicks, R. Parsons, & D. Capps（Eds.）, Clinical handbook of pastoral counseling（vol. 3, pp. 321–341）. Paulist Press.

Wicks, R.（2022）. Overcoming secondary stress in medical and nursing practice: A guide to professional resilience and personal well-being. Oxford University Press.

Wicks, R., & Hamma, R.（1996）. Circle offriends: Encountering the caring voices in your life. Ave Maria Press.

Williams, E., Konrad, T., Scheckler, W., Pathman, D., Linzer, M., McMurray, J., et al.（2001）. Understanding physicians' intentions to withdraw from practice: The role of job satisfaction, job stress, and mental and physical health. Health Care Management Review, 26, 7–19.

后　记
临床工作者：高尚的职业，有意义的人生

我不知道你们的命运未来会怎样，但有一件事我知道，在你们中间，只有那些找到了如何服务他人的方法并致力于服务他人的人才能真正获得幸福。

——阿尔贝特·史怀哲（Albert Schweitzer），人道主义者

人需要具备心理韧性。50 多年的科学研究已经有力地证明，心理韧性是工作成功和生活满意的关键。你在心理韧性曲线上的位置（你天生的心理韧性储备）会影响你在学校和工作中的表现、身心健康及人际关系的质量。它是幸福和成功的基本要素。

——卡伦·雷维奇（Karen Reivich）和安德鲁·沙特（Andrew Shatté），
《心理韧性因素》（*The Resilience Factor*）

一个时常悲伤的人，才能对世界产生深刻的共鸣。

——埃里希·弗洛姆（Erich Fromm）

2018 年 6 月 6 日星期三，在罗伯特·F. 肯尼迪（Robert F. Kennedy）遇刺 50 多年后，举办了一场特别的追悼会以纪念他的一生。追悼会邀请

了前总统比尔·克林顿（Bill Clinton）等著名演讲者参加。尽管在场的所有人都非常擅长演讲，但活动中穿插的肯尼迪本人的讲话录音尤其令人深思。有一句简单的话，呼吁大家为那些需要帮助的人服务，这话是：我们可以做得更好！

临床工作者已经响应了这一职业使命。在人们接受治疗时，临床工作者通常的目标之一是帮助他们在生活中获得、恢复和保持最健康的心态。在医生的帮助下，患者开始认识到，在某种程度上，以何种心态处于黑暗中，远比世界上、社会中、工作上、家庭及他们自身的黑暗本身更为重要。

鉴于此，这本书假定临床工作者也是如此，因为他们给予求助者的最重要的礼物之一，就是使其具有自身的心理韧性，健康的心态及清楚地了解什么是自己能控制的，什么是不能控制的。显然，要实现这一点，临床工作者必须自身拥有强大的心理韧性和敏锐的洞察力。然而，新冠疫情所引发的医疗服务模式的变化及临床工作者生活轨迹的变动，使得临床工作者在个人和职业生活中都面临着更大的困难。

这些变化要求临床工作者既要了解并运用远程心理健康服务，又要认识到自己、家人、工作环境和社会中的异常情况。同时，他们还要满足个人和家庭需求，并且通常被要求处理更多心理状况不佳的病例。临床工作者常会被要求为他人做些什么，因此，我们需要密切关注那些帮助他人的人，包括重新审视那些可能被忽视的职业特点（我们称之为最伟大的礼物）。

我们往往难以维系平衡，因未能觉察领域中蕴藏的丰饶馈赠，亦未珍视其在生命整体中焕发的再生之力。

在临床实践中，尤其是在疫情持续施加压力、社会分裂加剧、要求变革的背景下，作为临床工作者，我们往往会把太多的精力放在职业的挑战和自己的家庭生活上，而未能维系平衡，忽视了专业领域令人满意的一面，也不能在生活中重新焕发活力。越南释一行禅师（Thich Nhat

Hanh）在反思国家和个人经历的黑暗时期时也认识到了这一点。

> 即使在战争期间，乡村的夜晚仍然弥漫着一股非常怡人的花香。我们常常因为忙于帮助伤员而忽略了那些散发着薄荷、香菜、百里香和鼠尾草香气的美好。（An Inteview, 1989, p. 16）

这本书的一位作者表示，他亲身经历过这种感受。当他在河内向说英语的护理人员讲述心理韧性时，他正乘坐独木舟沿着一条河流逆流而上，呼吸到了空气中那种令人愉悦的气味。这些气味让他想起了一行禅师的话，提醒他需要注意和感激在越南工作期间所面临的挑战。

因此，《医者生存——临床工作者心理韧性提升指南》第二版的核心在于，在现实地面对参与生活所带来的内在和系统性问题的同时，保持对助人工作所带来的回报的意识，并加深对他人关怀的热情。在疫情及世界和国家分裂加剧的新社会和心理环境中，在心理治疗、咨询、牧师和社会工作等对个人和智力要求很高的领域中，尤其如此。例如，俄乌冲突带来的压力超出了大多数临床实践的范围，但每天在电视和网络上接触到坏消息不仅会对患者的生活造成间接压力，还会对这些负责照顾他们心理健康的人造成压力。

考虑到这一点，第二版中更加强调了对继发性压力问题的早期诊断，以便尽早采取预防和改善措施，并了解此类持续干预的结果，以确定哪些改进和变化是有益的。此外，新版本需要提醒临床工作者的是，不能仅仅因为我们愿意并且能够承担来自来访者、同事、家人和其他人的心理压力，就意味着这些负担不沉重。

鉴于这样的目标，我们就必须清楚地认识到，可以从关于自我关怀的文献及与从事各种心理健康专业的临床工作中学到什么。而最重要的是，它是一种加强个人内在生活的自我认识的方式、自我关怀，不是一种"奢侈品"，也不是"理所当然"，而是一种正念的持续过程。这样的一个过程能够产生良好的效果，就像心理学在社会工作、咨询、牧师和心理治疗领域产生的奇迹一般。

我们需要持续地审视自己，并提出以下问题：

我可以采取哪些有效的方法来处理生活中的各种压力？

为了更好地实施自我关怀和改善自我认识，我还需要哪些额外的知识或支持？

我该如何通过正念和积极心理学来充实我的"内心世界"，从而拥有更丰富的个人和职业生活？

创伤后的哪些成长更为重要，不仅体现在我们如何与人合作方面，也体现在当我们处于职业和个人生活中的黑暗时该如何自处？

在前面的七章中，我们列举了有意识地、持续地（有时是正式地）面对这些问题的诸多好处。因此，鉴于已经介绍的内容，我们作为临床工作者的一些主要任务应该包括以下几点：

- 正确地认识个人才能和自我优势所在，这有助于提高我们作为专业人士的能力；
- 花更多时间反思，以便重新认识和充实自己；
- 注意觉察发脾气、疲劳、不切实际的幻想、付出更多努力却收获较少工作满足感、无法放松，以及无法全神贯注于工作等表现，这些表现提示我们要在慢性继发性压力变得严重之前加以处理；
- 注意一些急性继发性压力（类似于 PTSD）、急性继发性应激（替代性 PTSD）的症状，包括持续的侵入性想法、令人痛苦的梦、清醒时的闪回、警觉性增强，以及对人和事物明显的不信任；
- 理解正念的理论基础，这样能让我们的职业和个人生活通过冥想和日常技巧的练习变得更加丰富，这些技巧可以帮助我们在观察中保持不评判的态度；
- 学习并运用积极心理学，这样不仅能够帮助我们的来访者，也能帮助我们自己；

- 远程心理健康服务让我们能够有机会接触更多的来访者，而不仅仅是一种必要时的"第二"选择；
- 以"创伤后成长"的角度来审视我们所面临的挑战：一方面，不要否认或低估它们；另一方面，在心理上，急性和慢性继发性压力的发生可能会把我们带到新的、具有创造性意义的境地。

临床工作的乐趣

在施穆克（Schmuck）和谢尔顿（Sheldon）主编的一本关于积极心理学（2001）的书的序言中，米哈里·契克森米哈赖曾写道：

> 人类不仅是为自己服务的实体，而且还受整体激励原则的奖励。换句话说，当我们把精力投入到超越一时和超越自我的目标时，我们会感到幸福。追求短期目标比没有目标更快乐；追求长期目标比追求短期目标更快乐；当我们努力提高自己，当我们为他人、团体或更大群体的福祉而努力时，我们会感到快乐。这些关系似乎既存在于瞬间的经验层面，也存在于整个生命周期的发展层面。因此，那些把更多时间投入到更为复杂的目标上的人会感觉到更幸福。（2001，p.5）

作为一名临床工作者，我们有机会以许多显而易见和微妙的方式来影响人们的生活。正如米哈里·契克森米哈赖所描述的那样，这些方式也可以为助人者带来幸福和满足，包括：

- 因为存在临床工作和接受（个人或同行）督导的机会，我们在个人职业和生活中的每个阶段都有机会了解自己，从而更好地了解隐藏在我们性格阴影下的性格优势。如果没有作为临床工作者的持续工作，这些优势可能会被忽视或未得到充分利用。

- 在暴发流行病时，尤其是在必须面对重大变革的情况下，是一个拯救或改善人们生命的机会。
- 相比其他专业，临床工作者受人信赖，并成为人们生活中必不可少的一个角色。
- 由于新方法和理论的出现及现代社会所面临的前所未有的挑战，该领域的知识是动态的、深刻的，并且始终处于进步过程中。
- 体验那种因我们给他人生活带来的变化所产生的美好感觉。
- 有机会在各种情况下与不同的人进行情感上的互动。
- 在提供治疗方案时，我们处于一个既好奇又存在挑战的问题模式中。
- 能够最先了解到治疗方面的优势所在，而其挑战是如何判断一种治疗方式优于另一种。
- 了解我们的个性、正念和整体心理健康在提供有效的咨询、社会工作和心理治疗方面的重要作用。
- 让我们有机会成为一个"诊断侦探"，能够揭示患者症状和体征之间的内在联系。

　　工作的快乐和满意度可以很高。然而，就像自我关怀一样，它们不是理所当然的，它们必须在我们的生活中获得。所以，我们必须提高对工作满意度相关因素的认识，这样我们才能改变现状，朝着更好的方向发展。这些因素可能包括工作量、工作内容多样性、工作中面临的挑战、平衡、积极反馈、精神上的激励，以及一些其他决定我们是否希望从事或继续从事这一职业的因素。

　　在一篇关于护理人员满意度的早期文章中，也提到了类似的观点。其中一个观点认为"较高的压力感知能力与较低的满意度有关，这种关系会进一步导致辞职、减少工作时间、改变专业或直接离开自己负责的患者。从这里我们可以看出工作压力及职业不满所产生的深远影响。事实上，那些经过专业培训、充满奉献精神的医务工作者可能会离开他们的工作岗位，而其他人则会通过减少工作时间、改变工作重点，甚至直接远离他们负责的患者来应对压力"（Williams et al.，2001，p. 15）。自新冠疫情出现，尤其是疫情对家庭和职业生活产生负面影响以来，这一问题变得更加突出。

当面临压力时，临床工作者往往会采取行动。本书所探讨的问题是：我们该如何行动？我们需要制定有效的策略，否则不健康的生活方式将会充斥着我们的生活。在撰写这本书时，我们希望读者能够摒弃那些自认为能够克服继发性压力的方法。通过阅读本书并运用后续的一些问卷，当问题再次出现并重温本书时，我们相信临床工作者能够以更健康、更有效的方式应对临床工作中的压力。此外，这些经历将使他们成为更有经验的人，甚至更有助于他们指导年轻的同事，继续贡献自己的力量，进而使得他们值得我们支持和拥护。

对临床工作者来说，心理韧性并不是理所当然的东西。玛迪（Maddi）和霍沙巴（Khoshaba）在他们撰写的《工作中的心理韧性：如何更好地生活》（*Resilience at Work：How to Succeed No Matter What Life Throws at You*）一书中指出：

> 心理韧性是一种特殊的态度和技能，它可以帮助你在压力下生存和发展。这样的态度包含着承诺、控制和挑战。如果你在承诺、控制和挑战等方面的能力很强，你会发现随着时间推移，你与周围的人和事件将会保持更密切的联系，这就是"承诺"的作用；你将持续努力影响你所参与事件的结果，而不是放弃，这是"控制"带来的好处；以及尝试去发现你和其他人如何去面对压力而不是哀叹命运，这就是"挑战"的作用。（2005，p. 13）

按照这种方法，他们建议的步骤之一是研究你认识的具有较强心理韧性的人。为了做到这一点，他们提出了以下五个问题，以分析这类人如何将压力转化为优势：

1. 他们遇到了什么样的压力？压力是急性的（短暂且具有破坏性的）还是慢性的（与梦想、欲望和现实之间的冲突有关）？请记住，急性压力有时会演变成慢性压力。

2. 他们采取了什么行动来减轻环境造成的压力？他们是如何做到的？他们是否抓住了压力情境中的机会？

3. 他们的应对方式是什么？他们是否寻求他人的帮助和鼓励？在这个过程中他们是否与他人有过接触？如果是的话，具体是如何接触的？

4. 他们是如何谈论这段经历的？当回忆、观察、计划或评估压力时，他们是否将这种经历与他们的人生方向、目标和意义联系起来？是否表达了对环境、生活和自我的新见解？

5. 他们在应对过程中展现了怎样的韧性？你能感觉到他们把所说所做，融入承诺、控制和挑战中吗（我们认为这个问题很重要，值得深思，并努力从这段经历中获得成长）？

根据创伤后成长理论的观点，我们必须问自己一个重要问题：作为临床工作者，我们从过去十年的剧变中学到了什么？显然，这不仅仅是一个学术问题，而是一个涉及临床工作者是否会成为更好的指导者，或者他们是否会因持续的压力而受苦的问题。

希望今天的挑战能够推动临床工作的发展。还有其他选择吗？肯尼迪（Kennedy）总统曾经讲述过他最喜欢的一位作家的故事：

爱尔兰作家弗兰克·奥康纳（Frank O'Connor）在他的一本书中讲述了自己小时候的故事。他和朋友们在乡间漫游，当他们来到一堵果园围墙前，发现围墙太高、无法攀爬，而且很难继续前行时，他们会摘下帽子，把它们扔过围墙，然后，他们别无选择，只能跟着帽子前进！（Wicks，1983）

作为临床工作者，当我们进入并从事咨询、心理治疗、牧师和社会工作等职业时，我们已经"把帽子扔过了墙"。第二版中提供了一些重要的信息，主要涉及继发性压力预防、自我关怀、正念及如何使用积极心理学，使我们能够越过临床实践中的"高墙"，并在困难时期保持坚定的信念。

因此，在第二版的编写中，一方面，我们认识到治疗师、心理咨询师、牧师及其他指导人员正面临着巨大且往往出乎意料的需求；另一方面，本着开放的精神，我们希望所有这些都能成为"磨坊的谷物（对你有利的东西）"，为临床工作者及因紧张和焦虑而寻求帮助的人提供新的成长机会。

作为临床工作者，如果我们有意识地花时间和精力来提高情商，将会有很多收获——不仅是对我们自己，也是对我们所帮助的对象。此外，是时候从心理上来反思本书的主题，以便更好地关注我们的生活，提高我们的情商。

正如一句日本谚语所说的"即使是喷涌的泉眼，也终有干涸的时候"。

译 后 记
锻造心理韧性

笔者最近几年一直参与一项不良生活经历与精神障碍的关系的研究。在我们评估的人群中，不少人曾经经受过各种不幸的生活事件，如童年失去亲人、遭受虐待、遭受暴力侵犯或强奸，或者参与战争、目睹战友阵亡等。我们发现，这些不幸生活事件往往增加日后出现各种精神障碍的风险，包括抑郁症、创伤后应激障碍、药物滥用等。但我们也发现，有许多人虽然也同样经受过诸多不幸，但他们不但没有出现精神心理问题，反而能更加成熟、更加有效地处理和应对生活中出现的各种问题。

无论在哪一种文化中，都有一些教人在逆境中奋起，在逆境中生存的格言。比如，中国古人云"艰难困苦，玉汝于成""天行健，君子以自强不息"生活中，我们也常常听到"哪里跌倒就在哪里爬起来""车到山前必有路""振作起来，继续前行"。

但事实是，并不是每一个经历过逆境的人都能够更加坚强。有人说，灾难是人生的财富，这其实不对。灾难与困境本身并不是财富，而对灾难的思考与学习，才可能使灾难变成财富。要知道，能像南非前总统纳尔逊·曼德拉那样身陷于囹圄20余年后，变为一个意志更加坚强、更为豁达、更为宽容的人毕竟是凤毛麟角，更多的人要么是在经历逆境后身心疲惫，一蹶不振；要么是逆来顺受，不再抗争。还有的人干脆破罐破摔，或如前面提到的那样出现各种精神心理障碍。

是什么原因使得人与人在遇到困难时表现如此不同？

心理学家认为，其中最重要的因素之一，是每个人面对困难时的心理韧性不同。

心理韧性又称为心理弹性、心理适应力、心理顺应性等。一位心理学家形象地把一个人比喻成一个皮球，当我们把皮球抛到地上时，球自然就会弹跳起来。皮球中的气体愈充足，球的弹跳力就会愈强。相反，如果球中的气体不足，球的弹跳就会显得很无力，这种球的弹跳力就如同人的心理韧性。心理学家将人的心理韧性定义为在遇到困难（危险、逆境）时渡过难关，吃一堑长一智，并继续前进的能力。

心理韧性强的人往往能更好地适应生活的变化，因为他们往往对遇到的每一个困难都认真对待，并希望能借此锻炼自己的能力，以适应未来更大的挑战。他们的反应方式往往是积极而非消极，具有建设性而非"鸵鸟"政策。由于他们能就事论事，着眼于当前，他们往往会觉得更加自主自立。同样，当目前的困境得到解决后，他们不会再纠缠，而是向前看，着眼于未来。

笔者小时候曾经听到有人用扁担来比喻一个人的韧性。心理韧性强的人如同一根好的扁担，承受重量时可以弯但不易折。相反，心理韧性差的人有可能表面看起来很坚强，但一旦承担的重量过大，就会骤然折断。

大量研究发现，童年经历及父母的养育方式对心理韧性的发展具有相当重要的影响。具有良好韧性的儿童，其童年期往往具有一个共同点，即无论物质条件的好坏，他们都拥有一个稳定且有爱心的父母或代理父母（如祖父母）。这种关系能够供孩子提供足够的保护与支持，缓冲外界的不良影响。好的父母不但保护、关爱孩子，而且需要有意识地采取措施，帮助孩子锻造心理韧性，积极帮助孩子学会自主的能力，不要事事代办；充分利用或创造机会增强孩子处理事情的技巧及调控情绪的能力，多给孩子解决问题的机会。

在遇到逆境、困难时一蹶不振的人往往具有这样的特点：他们往往纠缠于眼前的问题，对未来的问题缺乏思考与准备，且常常觉得自己已经走投无路，甚至容易采取一些非建设性的方法试图逃避，如酗酒、吸毒、攻击行为等，常见的症状包括情绪低落、被动退缩、怨天尤人等。

心理学研究发现，适应能力强的人往往在人际交往中也更加自如，即使遇到困难，他们也会很快调整，不会在一件事情上长期纠缠不休。相反，适应能力差的人则容易在人际交往中出现问题，且往往怨天尤人。但要注意的是，在人际交往中一味顺从、适应他人者并不一定意味着适应能力强，真正的适应能力强是指能够正视问题的存在，并设法解决问题，使得相应的人际关系健康发展。

通过言传身教，我们可以帮助孩子学会如何增强适应能力。心理学家发现，适应能力强的父母不仅其自身处理问题的能力强，且对子女的影响力也强，更容易担当好作为父母的角色。

研究发现，注意教孩子一些有用的应对困难的技巧，让他们在适当的情况下使用，会大大增强孩子的自信，让他们觉得自己坚定、有力，且处事冷静、有效，这种能力的培养对于青春期的孩子而言更为重要。

遇到困难时一往无前只是心理韧性的一部分。除此之外，学习、个人的信仰、道德情操、个人经历等都会对一个人的适应能力产生影响。多数心理学家相信，虽然人生来在心理耐受力方面就有一定的差异，但个人经历的作用同样不可忽视。事实业已证明，父母、老师等教育者可以利用个人的经历培养一个人的心理耐受力，同样，一个人也可以有意地锻造自己的心理耐受力。

心理韧性并非天生，它需要学习且可以学习，以下是一些权威心理学家提供的建议，需要说明的是，并不是每一个建议适用于所有人，每个人可以根据自己的实际情况，选择适用于自己的方式去锻造心理韧性。

1. 建立并善用人际关系　建立并保持密切的人际关系相当重要。有的是人从出生就有的关系(如家人),有的则是后来逐渐形成的(如朋友、同事等)。接受这些人的支持与帮助有助于你应对逆境,锻造心理韧性;而提供帮助,在他人需要时施以援手也同样有益于你的身心健康。

2. 在面对危机时不要一蹶不振　人生不如意事十之八九,人生的快乐需要积极寻求,而不幸或困难则常常不请自来,你唯一能做的就是改变自己对这些应激事件的解释或应对方式。放眼未来,并积极从当前的事情中学习如何应对,这样在未来类似事情发生时,你就会有所准备。很多人在经历逆境后更加珍惜自己的配偶或家庭,生活目标更加清晰,对人更加宽容,对事情更加豁达。

3. 学会适应变化　人生即意味着不断变化,要逐渐适应、接受新的现实,随时调整生活目标。少沉溺于过去,着眼现实,为所当为。

4. 制订目标并逐渐接近目标　制订一些现实可行的目标,并定期为这些目标做出一些切实的努力。比如,有人想去考成人本科文凭,但觉得目标过于宏大。这时最好的办法是把这一目标分成很多小目标,比如每6个月完成几门课,这样就会逐渐接近直至最终实现这一目标。

5. 要学会当机立断　在面对困境时,要及时采取行动,积极面对危机,回避问题往往会使问题更难以解决。

6. 挑战自己,发现新的自我　要走出自己的舒适地带,创造并迎接新的挑战,如学习新的技能,去探险旅游,参加新的体育运动等。很多人会发现在面对挑战后会对自己有新的认识,发现自己以前没有意识到的能力,或发现自己更加成熟。因此在适当的时候要挑战自己,这样可增加自己的心理韧性。

7. 建立自信心　通过应对困难、解决问题来增加自己的自信,给自己打气。哪怕小小的成就也别忘犒劳自己,要善于呵护自己。

8. 善待自己　千万不要忽视自己的需要和情绪,倾听自己内心的需求。要寻找培育自己喜欢的业余爱好,学会让自己放松。要保证自己有充足的睡眠，要找时间锻炼身体。善待自己可以让自己的身心处于良好的状态，一旦出现逆境或困难，你就能更好地应对，从而锻造的心理韧性。

9. 保持乐观，不放弃希望 保持乐观的思维，往往会增加成功的概率。要经常想象你想要什么，如何通过自己的努力去实现，少花时间去担心如果做不好怎么办。爱迪生曾说过："失败也是我需要的，它和成功对我一样有价值，只有在我知道一切失败的方法以后，我才知道成功做好一件工作的方法是什么。"

10. 避免滥用酒精或药物 处于困境时，不少人会借用酒精或药物来麻醉自己的情绪，暂时缓解痛楚。但是，举杯浇愁愁更愁，滥用药物只能麻醉一时，那些问题或困境不会自己消失。

11. 掌握一两项适合自己的放松技术 每个人的放松技术各有不同，有的喜欢野外活动（如钓鱼），有的更爱欣赏音乐，有的偏爱静坐，有的则喜欢散步或慢跑。在实践中逐渐摸索适合自己的放松方法，并行之有效即可。

12. 放眼长远 虽然目前的困难看似难以解决，甚至觉得如泰山压顶，但如果放眼长远，或想想很多人都曾经面临相似的困境并顺利渡过，则不会死钻牛角尖，思维陷入死胡同，往往会觉得事情容易得多。

汤宜朗，毛佩贤，2017. 锻造心理韧性：幸福生活的秘诀. 心理与健康，2017（10）：21-23.